Ganzheitlich wissenschaftlich

Der Corona-Selbsthilfe-Ratgeber

Der vernünftige Mittelweg zwischen Verharmlosung und Panikmache

Wie kann ich mich vor dem neuen Coronavirus schützen und die COVID-19-Krankheit abmildern?

Dr. med. Ludwig Manfred Jacob

1. Auflage, ISBN 978-3-9816122-4-0

Nutricamedia Verlag

info@nutricamedia.com

Hinweis

Die im Buch veröffentlichten Ratschläge wurden mit größter Sorgfalt vom Autor erarbeitet und geprüft. Eine Garantie kann jedoch nicht übernommen werden. Ebenso ist eine Haftung des Autors bzw. des Verlags und seiner Beauftragten für Personen-, Sach- oder Vermögensschäden ausgeschlossen. Erkrankungen mit ernstem Hintergrund gehören immer in ärztliche Behandlung. Bei bereits bestehenden Beschwerden kann das Buch deshalb keinen ärztlichen Rat ersetzen.

Inhaltsverzeichnis

Vorwort: Warum noch ein Corona-Buch?

Ein YouTube-Video, in dem ich einfach meine Meinung verbreite, ist schnell gemacht. Wenn ich zudem etwas von Storytelling, Psychologie und Marketing verstehe, schauen sich das auch viele an und glauben mir sogar. Eine einfache, gut klingende Geschichte ist fast immer erst mal glaubhafter als die komplexe Wahrheit – die sich am Schluss dann doch durchsetzt.

Sich eine differenzierte Meinung zu bilden ist anstrengend. Kein Wunder, dass wir Menschen einfaches „Schwarz-Weiß-Denken" bevorzugen und am liebsten das hören, was wir bereits glauben. Wir vermehren also nicht unser Wissen, sondern suchen nach Bestätigung unserer Ansichten. Deswegen sind auch Social Media, YouTube und Co. mit ihren Algorithmen so aufgebaut, dass sie uns immer mehr in eine Wissensisolation und Einseitigkeit führen. Nicht Impfungen, auch wenn ich gegen den gesetzlichen Impfzwang bin, werden die Menschheit versklaven, sondern Smartphones, Videospiele und der Verlust der Vernunft und des differenzierten Denkens.

Am beliebtesten sind aber Sündenböcke, die es in Coronazeiten wieder reichlich gibt. Sie dienen als Projektionsfläche und wirken psychologisch befreiend, indem sie uns von unserer Eigenverantwortung erlösen. Das Auserwählen von Sündenböcken ist daher seit Urzeiten DAS Hauptinstrument von Demagogen.

Jährlich erscheinen etwa zwei Millionen wissenschaftliche Arbeiten, viele im Bereich der Medizin. Dabei findet quasi jeder etwas, das seine persönlichen Überzeugungen bestätigt, aber dennoch irreführend ist. In den Medien landet oft nicht das wirklich Wichtige oder wissenschaftlich Wertvolle, sondern das, was von Interessengruppen geschickt vermarktet wird. Zum Thema COVID-19 erschienen bis Ende September 2020 etwa 60 000 wissenschaftliche Veröffentlichungen – das ist viel, wenn man bedenkt, dass diese Atemwegsinfektion zum jetzigen Zeitpunkt erst neun Monate alt ist.

Aus diesem gigantischen Wissenspool die Essenz herauszukristallisieren, erfordert umfangreiche Kenntnisse, einen Drang, Dingen auf den Grund zu gehen und vor allem viel Arbeit.

Daher zögerte ich lange mit diesem Buch, doch angesichts der zweiten Corona-Welle, hielt ich es einfach für „Not-wendig". Selten zuvor habe ich von beiden Seiten – Verharmlosung und Panikmache – so viel irreführende Halbwahrheiten und so wenig wirklich Dienliches gehört. Dieses Buch soll diese zentrale Lücke füllen und den vernünftigen Mittelweg zwischen Verharmlosung und Panikmache aufzeigen. Es gibt Ihnen viele praktische Tipps an die Hand und beschreibt, wie Sie eine Infektion vermeiden, deren Verlauf stark abmildern und insgesamt gesünder leben können – auf der Basis von Wissenschaft und bewährter Naturheilkunde.

Herzlichen Dank an Frau Sandra Karl (M. Sc. Ernährungswissenschaften) für ihre wertvolle Mitarbeit an diesem Buch.

Gewidmet ist es allen Corona-Opfern, die direkt und viel öfter noch indirekt aufgrund der Corona-Maßnahmen an Hunger, den Folgen von unbehandelten Erkrankungen wie HIV, Tuberkulose, Malaria, Krebs und Herz-Kreislauf-Erkrankungen verstorben sind.

Nicht mit Panikmache, sondern mit Vernunft, Rücksicht und Vorsicht könnten – ohne Lockdown – hunderttausenden Menschen das Leben gerettet werden. Mit zusätzlicher Berücksichtigung einer gesünderen Lebens- und Ernährungsweise sogar vielen Millionen – und das jedes Jahr. Darum geht es mir in diesem Buch.

1. COVID-19 – Was kann ich selbst tun?

Das neuartige Coronavirus SARS-CoV-2 verbreitet weltweit nicht nur die Atemwegserkrankung COVID-19, sondern auch sehr viel Angst. Dabei steckt in dieser globalen Krise für jeden einzelnen von uns eine große Chance: Statt uns durch Medienberichte in Panik versetzen zu lassen, sollten wir uns darüber klar werden, dass wir dem Virus nicht hilflos ausgeliefert sind. Wir müssen nur lernen, wie wir durch einfache Maßnahmen das Risiko einer Infektion stark reduzieren können. Langfristig gesehen, bietet uns die derzeitige Krise sogar die einmalige Gelegenheit, unser Leben und unsere Gesundheit in die eigene Hand zu nehmen.

In Deutschland verstarben glücklicherweise relativ wenige Menschen an COVID-19. In Italien, Spanien, Frankreich, Belgien oder der Schweiz würde niemand auf die Idee kommen, das Virus für harmlos oder gar einen Schwindel zu halten. Jeder kennt dort einen Verstorbenen, während wir hierzulande meistens Menschen mit mildem oder sogar symptomlosem Verlauf kennen. Darin liegt auch ein Teil des Problems: Tatsächlich ist das Virus für die Mehrheit harmlos. Schwere oder tödliche Verläufe betreffen Menschen mit besonderen Risikofaktoren, welche allerdings viel mehr Menschen besitzen, als ihnen bewusst ist. Das Virus verhält sich für viele wie ein recht harmloses, übliches Corona-Virus, aber es ist eben doch ganz anders und neuartig. Durch sein Spike-Protein bindet es gezielt an einen bestimmten Rezeptor (ACE2), der bei Risikopersonen viel öfter in der Lunge und in anderen Organen auftritt. Für den einen eben eine Erkältung, für den anderen eine sehr schwerwiegende bis tödliche Multiorgan-Erkrankung.

Während sich Risikopatienten nicht selten weiter unvernünftig verhielten, entwickelten Menschen, die nur einen harmlosen Infekt bekommen hätten, Corona-Ängste bis hin zu behandlungspflichtigen Psychosen. Auch Ärzte hatten meist viel mehr mit Corona-Kollateralschäden zu tun als mit wirklich schweren Corona-Kranken – bis auf die spezialisierten Stationen in Krankhäusern, auf denen die Kranken dann isoliert wurden.

Von öffentlicher Seite wurden vorwiegend die Angst vor dem Virus geschürt und reichlich Behauptungen verbreitet, die sich zum Teil als falsch erwiesen haben. Was man außer Händewaschen, Selbstisolation und ohnmächtiges Warten auf den Heilsbringer „Impfstoff" tun kann, erfuhr man gar nicht – auch die Massenmedien spielten hier eifrig in der Gleichschaltung mit.

Genau das war psychologisch und pädagogisch eine Katastrophe, da die Menschen in ihrer Isolation der Ohnmacht und Hilflosigkeit besonders ausgeliefert waren. Wen wundert es da, wenn viele Bürger Wissenschaftlern, Politikern und Medien nicht mehr vertrauen. So sind die Corona-Demonstrationen eine logische psychologische Reaktion, auch wenn sie nicht zielführend sind. Das Vertrauen wurde verspielt und wird erst mit viel Mühe, klugem Handeln und sinnvoller, hilfreicher Informationspolitik zurückgewonnen.

Der allgemeine Medien-Fokus liegt immer noch gänzlich auf dem Virus und dessen Übertragung, obgleich belegt ist, dass die Krankheitsverläufe extrem unterschiedlich sind – von häufig komplett symptomlos bis hin zu tödlich. Daher geht es in diesem Ratgeber zum einen darum, wie man eine Infektion vermeidet, zum anderen aber darum, was wir selbst beeinflussen können um den Krankheitsverlauf abzumildern: Dabei spielen der Zustand des Immunsystems und der Schleimhäute (Lunge, Hals-Nasen-Rachen-Raum), der allgemeine Gesundheitszustand, spezifische Risikofaktoren und die Virusmenge bei der Infektion eine zentrale Rolle.

Während sich die Seiten immer mehr auf ein destruktives „Entweder-oder" versteifen, basieren meine Ratschläge auf einem konstruktiven „Sowohl-als-auch", das auf aktuellster Forschung und Erfahrungsheilkunde basiert. Ich halte wenig von „Alternativmedizin" – wenn das Motto ist „Hauptsache dagegen" – aber viel von Ganzheitsmedizin.

Die moderne medizinische Forschung ist großartig, nur leider kommt sie in der Praxis erst mit 10-20 Jahren Verzögerung an – wenn überhaupt. Schulmedizin bedeutet tatsächlich heute oft: die Medizin, welche in der Ärzteschule gelehrt wurde und damit nicht selten komplett veraltet ist.

SARS-CoV-2 ist zwar ein neuartiger Virus, aber Atemwegserkrankungen sind es ganz und gar nicht. Sie zählen seit jeher zu den weltweit führenden Todesursachen. Dabei konnten wir selbst schon immer sehr viel tun, um einen lebensgefährlichen Krankheitsverlauf zu vermeiden.

In meiner gesamten Kindheit bekam ich einen schweren Atemwegsinfekt nach dem anderen sowie regelmäßig Mandel- und Mittelohrentzündungen. Meinen Eltern, beide Ärzte, dürfte ich auch in dieser Hinsicht mein Leben verdanken. Mein Vater setzte schon damals viele naturheilkundliche Mittel ein. Im Winter könnte ich auch heute noch jeden Virus, der umhergeht, aufschnappen. Regelmäßig kratzt mal der Hals und ein Infekt klopft an. Ich habe jedoch gelernt, wie ich diesen vermeiden kann. So kommt seit vielen Jahren gar kein oder nur ein milder Atemwegsinfekt auf.

COVID-19 hat bisher etwa eine Million Menschen das Leben gekostet – überwiegend ältere Menschen mit Vorerkrankungen, von denen ein Großteil durch eine kluge Vorgehensweise – siehe Beispiel Asien – noch leben könnte. Europa und die USA hätten das Rad gar nicht neu (und zudem schlecht) erfinden müssen, sondern einfach die besten Praktiken von Taiwan, Südkorea, Singapur, China etc. kopieren können.

Wie im Folgenden gezeigt wird, können wir mit der zweiten Welle der Pandemie ohne Lockdown und mit weniger Todesopfern leben. Denn mit Maßnahmen wie Masken, Abstandhalten, Hygiene und einer Optimierung des Immunsystems durch Vitamin D sowie dem gezielten Schutz der Risikogruppen, vor allem in Altenheimen und Pflegeheimen, wo die meisten Toten zu beklagen sind, wären viele Todesopfer, Lockdowns und Traumata vermeidbar gewesen.

2. Was ist „Corona"?

Coronaviren sind eine große Familie von Viren, die bei vielen Tierarten Infekte und beim Menschen Atemwegsinfekte auslösen. Die durch das Virus SARS-CoV-2 ausgelöste Atemwegsinfektion nennt man COVID-19 (COronaVIrus Disease 2019). Nach SARS und MERS ist COVID-19 Folge der bereits dritten Infektionswelle, die durch Coronaviren ausgelöst wurde. Umgangssprachlich wird COVID-19 häufig vereinfacht „Corona" genannt.

2.1 Ursprung vieler Infektionskrankheiten und von SARS-CoV-2

Viele infektiöse Krankheiten, die sich zu Epidemien entwickelten, gibt es erst seit etwa 10 000 Jahren. Das ist genau der Zeitpunkt, zu dem die Menschheit begann Tiere zu zähmen und zu domestizieren. Ohne diesen Schritt wären wir von einer Vielzahl an Krankheiten verschont geblieben, denn die bekanntesten Viren wurden ursprünglich von Tieren auf den Menschen übertragen: Masern (Rinder), Pocken (Kamele), Keuchhusten (Schweine), Typhus (Hühner), Influenza (Enten), Lepra (Wasserbüffel), Rhinoviren/Erkältung (Pferde), HIV (Affen).

Das neuartige Coronavirus SARS-CoV-2 entstand vermutlich in Fledermäusen und wurde über einen Zwischenwirt auf den Menschen übertragen. In Verdacht stehen hierbei verschiedene Wildtiere, die in China verzehrt werden. Wahrscheinlich stammt das Virus von einem großen Wildtier- und Meeresfrüchtemarkt im chinesischen Wuhan, von wo aus es Ende 2019 erstmals auf den Menschen übersprang (Schwarz, 2020). Auch das Schwere Akute Respiratorische Atemwegssyndrom (SARS) und das Nahost-Atemwegssyndrom (MERS) werden durch Coronaviren verursacht, die ursprünglich Tiere (Fledermäuse und Zwischenwirte) infizierten.

Mit Recht fordert eine aktuelle Studie auf, vor allem den Konsum von Tieren aus der Massentierhaltung, als maßgebliche Brutquelle von Seuchen und Krankheiten, zu überdenken und einzuschränken. Ein Verbot von Wildfleisch, das in China nach der Epidemie verhängt wurde, treffe nicht den Kern des Problems (Jacob *et al.*, 2020).

In der Menschheitsgeschichte gibt es regelmäßig Seuchen. Einige besonders bekannte Beispiele: Die Pest tötete im Mittelalter ein Drittel der europäischen Bevölkerung. Die spanische Grippe 1918 kostete etwa 40 Millionen oft jungen Menschen weltweit das Leben; der Ursprung des Virus war Geflügel (Taubenberger, 2006). Schweine sind inzwischen auch ein Herd von neuen Grippeviren, daher der Name „Schweinegrippe". Die gewöhnliche Grippe tötet jedes Jahr weltweit zwischen 250 000 und 500 000 Menschen. Und das ohne Verschwörungstheorien und Biotechnologie.

3. Wie wird das Virus von Mensch zu Mensch übertragen?

Die Übertragung des Coronavirus von Mensch zu Mensch erfolgt wie bei anderen Atemwegserregern, einschließlich Influenza- (Grippe) und Rhinoviren (Erkältung), unter anderem durch **Tröpfcheninfektion** beim Husten und Niesen. Daneben hat die Infektion über **Aerosole** eine große Bedeutung. Eine **Schmierinfektion** (Kontaktinfektion über die Hände) ist ebenfalls möglich.

3.1 Tröpfchen- und Schmierinfektion

Lange glaubte man fälschlicherweise, dass das Virus nur über Tröpfchen verbreitet wird, die von Infizierten über Mund und Nase ausgeschieden werden, z. B. beim Niesen, Husten oder Sprechen. Die Tröpfchen werden dabei direkt auf andere Personen geschleudert. Um sich über eine Tröpfcheninfektion zu infizieren, müssen zwei Menschen in der Regel relativ nah beieinanderstehen, da die abgegebenen Tröpfchen relativ schnell zu Boden fallen. Beim Husten kann ein Viruspartikel allerdings bis zu 5 Meter weit geschleudert werden, bei Niesen sogar bis zu 8 Meter – abhängig von Luftfeuchtigkeit, Temperatur und Luftbewegungen. Die Tröpfchen können direkt in Nase, Mund oder Augen landen, eingeatmet werden oder an der Hand haften und damit zu einem dieser Eintrittsorte gelangen (Gale, 2020).

Mindestens 15 Minuten enger Kontakt (weniger als 2 Meter) mit einer infizierten Person geht mit einem erhöhten Risiko für eine Virusübertragung einher. Bei jemandem, der hustet oder niest, sind kürzere Zeitspannen ausreichend.

Alternativ landen die Tröpfchen auf Oberflächen und werden dann von anderen Menschen aufgenommen. Diese infizieren sich, indem sie ihr Gesicht berühren. Hieraus ergab sich die Bedeutung des Händewaschens.

Bei Zimmertemperatur überlebt das Virus ca. 24 Stunden auf Karton, 48 Stunden auf Edelstahl und 72 Stunden auf Plastik. Auf einer Oberfläche mit Proteinspuren, wie z. B. Schleim, überlebte das Virus sogar vier Tage lang. Die Standarddesinfektion tötet es jedoch ab, ebenso wie Sonnenlicht (Gale, 2020).

Viren können sich neben Tröpfchen auch an andere Partikel wie Staub und Luftverunreinigungen anheften und sich so über die Luft verbreiten. Wenn sich diese Partikel absetzen, können sie Oberflächen kontaminieren. Wird diese Oberfläche angefasst, ist eine Infektion über Mund, Nase oder Augen möglich (Gale, 2020). Auch das Einatmen dieser Partikel kann eine Infektion verursachen.

3.2 Aerosole

Inzwischen ist bekannt, dass die Ansteckung über Virus-Aerosole eine mindestens ebenso wichtige und noch gefährlichere Rolle spielt als die

Tröpfcheninfektion. Aerosole sind kleinste virushaltige Schwebeteilchen, die beim Atmen, Sprechen, Husten und Niesen abgegeben werden. Sie sind so leicht, dass sie kaum zu Boden sinken, sondern in der Luft verbleiben. Aerosol-Tröpfchen mit einem Durchmesser von weniger als 4 Mikrometern sinken innerhalb von acht Minuten nur 30 Zentimeter in Richtung Boden – unter Laborbedingungen, d. h. bei ruhiger Umgebung (RKI, 2020; Götze, 2020a, b; Beigel, 2020).

Virus-Aerosole können weit über drei Stunden in der Luft schweben und sich überall hin verbreiten (van Doremalen *et al.*, 2020). Die Ansteckung über Aerosole ist daher auch über größere Distanzen möglich. In Innenräumen ohne ausreichende Belüftung und Luftfilterung halten sie sich besonders lange in der Luft (Gale, 2020). Auf diese Weise können sie zu den sogenannten „Superspreader-Events" führen, bei denen eine einzelne infizierte Person eine Vielzahl anderer Personen ansteckt. So geschah es beispielsweise bei Karnevalssitzungen, Gottesdiensten, Chorproben, Familienfeiern und Schlachtbetrieben. Lautes Singen, Schreien und laute, feuchte Aussprache sind dabei ähnlich wirkungsvoll wie Husten und Niesen und erzeugen besonders viele Aerosole. Singen ist dabei aber nicht unbedingt problematischer als Sprechen oder Atmen, entscheidend ist die Lautstärke. Lautes Singen und Sprechen (90-100 dB) erzeugt 20- bis 30-mal so viele Virus-Aerosole wie Sprechen und Singen in normaler Gesprächslautstärke (50-60 dB) (Gregson *et al.*, 2020).

So berichtet die *Los Angeles Times* von einer Chorprobe in den USA im März: Niemand war erkrankt und hustete, man hielt die Abstandregeln ein. Dennoch infizierten sich 45 Menschen, zwei davon verstarben (Read, 2020). Ähnliches passierte in Deutschland.

Je nach Viruslast der infizierten Person gelangen in einer Minute lauten Sprechens ca. 1000, im Extremfall sogar bis zu 100 000 virenhaltige Partikel in die Luft. An diesen Aerosolen haften nicht nur Teile der Viren-RNA, sondern auch komplette Lebendviren (Stadnytskyi *et al.*, 2020).

Problematisch ist eine lange Verweildauer im geschlossenen Raum. Schon durch eine infizierte Person kann innerhalb von Minuten ein ganzer Raum voll mit Aerosolen sein. Je mehr Personen im Raum sind und je mehr Bewegung vorhanden ist, desto schneller verbreiten sich die Aerosole. Besonders ungünstig sind Räume mit geschlossener Belüftung oder Klimaanlage, wie beispielsweise Bahnen, Restaurants und Großraumbüros. Unter freiem Himmel ist die Ansteckungsgefahr über Aerosole dagegen deutlich niedriger (RKI, 2020; Götze, 2020a, b; Beigel, 2020).

Laut Robert-Koch-Institut besteht die Möglichkeit einer Infektion in folgenden Kontakt-Fällen mit einem Infizierten (Auswahl) – diese Liste spiegelt gut die tatsächlichen Infektionswege wider:

1. Personen mit kumulativ mindestens 15-minütigem Gesichts-Kontakt, z. B. im Rahmen eines Gesprächs. Dazu gehören z. B. Personen aus demselben Haushalt.
2. Personen mit direktem Kontakt zu Sekreten oder Körperflüssigkeiten, wie z. B. Küssen, Anhusten, Anniesen, Kontakt mit Erbrochenem, etc.
3. Personen, die nach Risikobewertung durch das Gesundheitsamt mit hoher Wahrscheinlichkeit auch bei einem größeren Abstand als 1,5 Meter zum COVID-19-Fall einer relevanten Konzentration von Aerosolen ausgesetzt waren (z. B. Feiern, gemeinsames Singen oder Sporttreiben in Innenräumen) oder wenn sich der COVID-19-Fall zuvor eine längere Zeit (>30 Min.) im Raum aufgehalten hat.
4. Personen in relativ beengter Raumsituation oder schwer zu überblickender Kontaktsituation (z. B. Kita, Schulklasse), unabhängig von der individuellen Risikoermittlung.

In diesen Fällen muss sich die Person, die mit einem bestätigten COVID-19-Fall in Kontakt kam, für 14 Tage in Quarantäne begeben.

3.3 Zwei Infektionswege – Mund-Nase-Rachen oder Lunge

Erster Infektionsweg über Tröpfcheninfektion in den oberen Atemwegen (Mund-Nase-Rachen-Raum) oder die Augen: Die übliche Eintrittspforte für Viren sind die Schleimhäute von Mund und Nase oder die Augen. Nach Kontakt mit infizierten Tröpfchen können die Viren in die Schleimhautzellen von Nase und Mund eindringen und sich vermehren. Eine Unterkühlung ist ein wichtiger Auslöser von Virusinfekten, weil die Schleimhäute angreifbar werden. Von dort aus kann das Virus allmählich andere Organe und die Lunge infizieren. Da die Lunge und andere Organe gar nicht oder erst später infiziert werden, geht dieser Verlauf meist mit milderen Symptomen einher.

Zweiter Infektionsweg durch Aerosole in den unteren Atemwegen (Lunge): Bei dem gefährlicheren Infektionsweg gelangt das Virus über Aerosole direkt in die Lunge. Seinen Weg in die Lunge findet das Virus, indem es sich an die kleinen Aerosol-Partikel anheftet, die im Gegensatz zu den viel größeren Tröpfchen bis tief in die Lunge eingeatmet werden. Zigarettenrauch und Smog begünstigen diesen Effekt (Anbound, 2020).

Auf diesem Weg kann eine große Virusmenge direkt in die Atemwege gelangen, wenn ein infizierter Mensch sein Gegenüber anhustet oder auch nur spricht oder singt. In der Lunge angekommen kann sich das Virus dort schnell vermehren, andere Organe befallen und einen schweren Krankheitsverlauf begünstigen (Gale, 2020).

Hierbei sind bestimmte Risikogruppen besonders gefährdet: Personen mit Bluthochdruck, Übergewicht und Lungenerkrankungen sowie Raucher haben in der Lunge und auch in anderen Organen sehr viel mehr ACE2-Rezeptoren (Radzikowska *et al.*, 2020). Das ist der Rezeptor, an dem das neuartige Coronavirus mit seinem Bindungsprotein andockt und über den es in die Zelle gelangt. Übrigens haben Kinder sehr wenige dieser Rezeptoren, während Männer deutlich mehr als Frauen haben.

Die Übertragung über Aerosole erklärt die regelmäßigen Massenausbrüche bei Gottesdiensten mit Singen, Chorproben oder weltweit in der Fleischindustrie. Klimaanlagen und geschlossene Belüftungssysteme begünstigen diese Verbreitung.

Die Viruslast, also die Menge der aufgenommenen Viren bei einer Infektion, und der Aufnahmeweg sind neben dem Immunsystem wichtige Faktoren für den Krankheitsverlauf. Daher ist es sehr wichtig, die Abstandsregel von mindestens 1,5 Metern einzuhalten, Masken zu tragen und stark besuchte Innenräume möglichst zu meiden.

Die Erkenntnis, dass sich Virus-Aerosole stundenlang in der Luft halten und verbreiten können, war übrigens nicht neu, denn man wusste dies bereits seit der ersten Corona-Epidemie SARS (Doremalen *et al.*, 2020). Zahlreiche Studien belegen den Nutzen von FFP2 und OP-Masken zum Schutz des medizinischen Personals, nicht nur des Patienten.

4. COVID-19 – Was sind die Symptome?

Die Inkubationszeit von COVID-19 beträgt im Durchschnitt sechs Tage, aber reicht von 2–14 Tagen. Ein frühes Einsetzen der Symptome deutet auf eine große Viruslast bei Infektion und einen schwereren Krankheitsverlauf hin.

Der Infizierte ist bereits zwei Tage vor Symptombeginn ansteckend, **die höchste Infektiosität besteht am Tag vor dem Symptombeginn.** Daher sind Masken so wichtig, wenn das Virus umgeht.

Die meisten werden nicht durch Kranke, sondern durch Personen angesteckt, die keine Symptome entwickeln oder noch nicht entwickelt haben. Übrigens sind die Corona-Tests zwar zuverlässig, aber erst nach der Inkubationszeit und kurz vor Symptombeginn positiv. Einen Test direkt nach einem Kontakt zu machen, ist daher sinnlos.

Ein großer Teil der Infektionen mit SARS-CoV-2 verläuft symptomlos oder mit milden Symptomen. **Die Erkrankung COVID-19 beginnt oft mit Fieber (meist mild mit 38 °C) und Müdigkeit, gefolgt von trockenem Husten. Ein weiteres und besonders COVID-spezifisches Frühsymptom scheint der Verlust des Geruchs- und Geschmackssinns zu sein.** In einer Studie auf Basis von Google Trends ergaben sich noch weitere sehr interessante **Frühsymptome: Magen-Darm-Beschwerden, Geschmacksstörungen und -verlust, Durchfall, weniger Appetit und Bauchschmerzen** (Ahmad *et al.*, 2020)**.**

Manche Patienten entwickeln nach einigen Tagen eine Kurzatmigkeit. Spezifisch für COVID-19 sind außerdem erniedrigte Leukozyten- und Lymphozytenzahlen im Blutbild. Allerdings sind die Krankheitsverläufe so vielfältig und unspezifisch, dass sich diesbezüglich keine allgemeingültige Aussage treffen lässt.

Bei schweren und kritischen Fällen kann die Krankheit zu einer schweren Lungenentzündung, Atemversagen, Thrombosen, einem septischen Schock sowie einer Funktionsstörung oder einem Versagen mehrerer Organe führen.

Die Kategorisierung der Symptome erfolgt nachfolgenden Kriterien:

- **Leichte Fälle:** Patienten ohne Lungenentzündung bzw. mit leichter Lungenentzündung
- **Schwere Fälle:** Patienten mit Kurzatmigkeit, einer Atemfrequenz von mind. 30/Minute, einer Sauerstoffsättigung des Blutes von max. 93 %, einem Oxygenierungsindex von unter 300 und/oder Lungeninfiltraten von über 50 % innerhalb von 24–48 Stunden
- **Kritische Fälle:** Patienten mit Atemversagen, septischem Schock und/oder Funktionsstörung bzw. Versagen mehrerer Organe

Tab. 1: Häufig genannte Symptome bei COVID-19-Infektionen (Lechien, 2020; RKI, 2020)

Symptom	Häufigkeit
Kopfschmerzen	70 %
Verlust des Geruchssinns	70 %
Schnupfen/Nasenatmung behindert	68 %
Husten	63 %
Schwäche und Muskelschmerzen	63 %
Störung des Geschmackssinns	54 %
Halsschmerzen	53 %
Atemnot/Kurzatmigkeit	49 %
Fieber	45 %
Lungenentzündung (RKI)	3,0 %
Weitere Symptome: Appetitlosigkeit, Gewichtsverlust, Übelkeit, Erbrechen, Bauchschmerzen, Durchfall, Bindehautentzündung, Hautausschlag, Lymphknotenschwellung, Apathie, Somnolenz.	

Die Häufigkeit der COVID-19-Symptome unterscheidet sich zwischen Studien und abhängig von der Erhebungsmethode. Da sich die vielen Symptome von COVID-19, Grippe und Erkältung ähneln, ist eine sichere Diagnose nur über einen Rachenabstrich möglich (Struyf *et al.*, 2020; Blasius, 2020).

Tab. 2: Die Symptome der Coronavirus-Erkrankung COVID-19 im Vergleich zu den typischen Symptomen bei Grippe und Erkältung (nach: APA/WHO, CDC)

Symptome	COVID-19	Grippe	Erkältung
Fieber	häufig	häufig	selten
Husten	häufig (trocken)	häufig (trocken)	wenig
Verlust von Geruchs- und Geschmackssinn (ohne Schnupfen)	häufig	nein	nein
Gliederschmerzen	manchmal	häufig	häufig
Kopfschmerzen	manchmal	häufig	selten
Müdigkeit	manchmal	häufig	manchmal
Halsschmerzen	manchmal	manchmal	häufig
Schnupfen	selten	manchmal	häufig
Niesen	nein	nein	häufig
Kurzatmigkeit	manchmal	nein	nein

Quelle: APA/WHO, CDC, WELT

4.1 COVID-19 – Eine Multiorgan-Erkrankung

COVID-19 ist eine Multiorgan-Erkrankung. Das bedeutet, dass fast alle Organe betroffen sein können. Wichtige Erkenntnisse hierzu liefern Autopsien von COVID-19-Verstorbenen. Neben der Lunge sind die Erreger häufig auch in Nieren, Gehirn, Leber, Herz und Rachen zu finden. Dabei bestand ein Zusammenhang zwischen dem Virusbefall von Organen und dem Bestehen mehrerer Vorerkrankungen (Puelles *et al.*, 2020).

Das Virus verursacht eine systemische Endothelitis – eine Entzündung der Endothelzellen der Blutgefäße in Herz, Hirn, Lunge, Nieren und Darm. Dies führt zu schweren Durchblutungsstörungen, was zu Herzschäden, Lungenembolien, Gefäßverschlüssen in Hirn und Darm, Multiorganversagen und sogar zum Tod führen kann (Varga *et al.*, 2020).

Zudem können neurologische Symptome bzw. Komplikationen auftreten und auch dermatologische Symptome scheinen möglich.

4.2 Langfristige Folgen

Die Symptome einer COVID-19-Infektion können auch nach einer eigentlichen Genesung fortbestehen und bei den Betroffenen zu langfristigen gesundheitlichen Einschränkungen führen – sogar bei jungen Menschen (Kron, 2020).

Von 143 Patienten einer Studie waren ca. 2 Monate nach Beginn der Symptome nur 18 Patienten frei von COVID-19-assoziierten Symptomen. Am häufigsten waren chronische Müdigkeit (Fatigue) und Atemnot (Dyspnoe) verbreitet. 44 % der Studienteilnehmer berichteten von einer verminderten Lebensqualität. Ob diese Symptome vorübergehen oder langfristig bleiben werden, lässt sich noch nicht beurteilen (Carfi *et al.*, 2020).

5. Wie gefährlich ist COVID-19 wirklich?

SARS-CoV-2 ist für Gesunde meist nicht gefährlicher als andere Atemwegsviren. Mit über 80 % zeigen die meisten Fälle von COVID-19 eine milde Verlaufsform. Doch das Virus SARS-CoV-2 ist besonders infektiös und kann vor allem für Menschen mit Vorerkrankungen potentiell tödlich sein.

Die Sterblichkeit durch COVID-19 in einzelnen Ländern variiert sehr stark und liegt in Italien beispielsweise bei 14 %, in Südkorea dagegen bei unter 2 %. Dies lässt sich durch verschiedene Faktoren erklären. Je mehr COVID-19-Tests durchgeführt werden, desto mehr (mild verlaufende) Infektionen werden aufgedeckt, was die Sterblichkeitsrate statistisch sinken lässt. Zudem sind die hohen Zahlen in Italien mitunter dadurch zu erklären, dass die Bevölkerung in Norditalien mit ihrem sehr hohen Altersdurchschnitt viele Risikopatienten aufweist. Die Infektionen traten hier zeitlich und räumlich gehäuft auf, so dass das Gesundheitssystem überlastet war. Die Haupt-Coronawelle fand außerdem am Ende des Winters statt, wenn die Vitamin-D-Spiegel am niedrigsten sind und die Krankheitsverläufe besonders schwer, so auch bei der echten Grippe.

5.1 Die tatsächlichen Infektionsraten sind um ein Vielfaches höher

Leider sind die Symptome bei COVID-19 so unspezifisch, dass die Infektionsraten wohl deutlich höher liegen als aufgrund bestätigter Testergebnisse bekannt ist. Tatsächlich gibt es sehr viel mehr mild oder symptomlos verlaufende COVID-19-Infektionen als offiziell diagnostiziert werden. Schätzungen zufolge wurden in China nur etwa 5 % aller Fälle diagnostiziert und erfasst (Read *et al.*, 2020).

Zahlen aus den Niederlanden zeigen, wie hoch die Infektionsraten wirklich sein könnten. Dort wurden 1353 Krankenhausmitarbeiter, die zuvor leichte Erkältungssymptome hatten, auf COVID-19 getestet: 6,4 % waren positiv. Nur die Hälfte davon hatte Fieber, die Mehrheit der Erkrankten ging sogar zur Arbeit (Kluytmans-van den Bergh *et al.*, 2020). In einer weiteren niederländischen Studie wurden nach dem Zufallsprinzip – also ohne Krankheitsverdacht – 1097 Mitarbeiter verschiedener Krankenhäuser getestet. Davon waren knapp 4 % infiziert. Je nach Krankenhaus wird beim Personal von einer Infektionsrate von 0–10 % ausgegangen. Von 200 Patienten mit Symptomen waren im Schnitt 9 % infiziert (RIVM, 2020).

Tab. 3: Prozentualer Anteil COVID-19-bedingter Todesfälle an diagnostizierten COVID-19-Fällen (Worldometers, Stand: 11.08.2020)

Land	**Anteil tödlich verlaufender COVID-19-Fälle**	**Geschätzte tatsächliche Todesrate** aufgrund von Antikörpertests
Italien	14 %	
Großbritannien	13 %	0,6 % (Ward *et al.*, 2020)
China	5,4 %	0,27 % (Read *et al.*, 2020)
Deutschland	4,2 %	0,37 %* (Streeck *et al.*, 2020)
Südkorea	1,6 %	

*Zwischenergebnis Heinsberg-Studie

Im Rahmen einer Studie wurde im Zeitraum vom 20.06.-13.07.2020 bei 100 000 zufällig ausgewählten Erwachsenen aus England ein Antikörper-Test durchgeführt, um Personen zu identifizieren, die bereits eine COVID-19-Infektion hinter sich hatten. London wies mit 13 % die höchste Rate an Antikörper-Positiven im Land auf (Ward *et al.*, 2020). Setzt man dies in Verbindung mit der Einwohnerzahl Londons (8 982 000, Stand 2019) sowie der Zahl COVID-19-Toter (6885, Stand

17.08.2020), so ergibt sich eine Sterberate von nur 0,6 % (Ward *et al.*, 2020). Schätzungen für China liegen sogar noch niedriger bei 0,2–0,3 %.

Was zeigen uns diese Zahlen?

Die schlechte Nachricht: Das neuartige Coronavirus SARS-CoV-2 ist hochinfektiös und verbreitet sich rasant. Die tatsächlichen Infektionszahlen könnten in Wirklichkeit 10- bis 20-mal höher liegen.

Die gute Nachricht: Die Virusinfektion verläuft in den meisten Fällen sehr mild und oft sogar unbemerkt. Die mit ca. 4 % relativ hohe Sterberate für Deutschland erklärt sich dadurch, dass längst nicht jeder Infizierte bekannt ist. Bei einer 10-mal höheren Anzahl tatsächlich Infizierter läge die Sterberate bei lediglich 0,5 %, bei 20-mal mehr Infizierten bei nur 0,25 %.

Die beste Nachricht: Wir sind dem Virus nicht schutzlos ausgeliefert. Auch wenn eine Infektion auf Dauer nur schwer vermieden werden kann, so kann doch deren Verlauf positiv beeinflusst werden. Das Immunsystem und der Allgemeinzustand eines Infizierten spielen dabei eine entscheidende Rolle: Beides kann man selbst in kurzer Zeit entscheidend verbessern.

6. Wie kann ich eine Infektion vermeiden?

Erfolgt eine Infektion mit einer hohen Viruslast, dann ist auch ein gutes Immunsystem überlastet, was u. a. den tragischen Tod von gesundem Pflegepersonal, Ärzten und des chinesischen Arztes erklärt, der die Pandemie entdeckte. Daher ist es besonders wichtig, in der Öffentlichkeit Abstand zu halten und Masken zu tragen, um die aufgenommene Virenmenge drastisch zu reduzieren.

Folgende Maßnahmen sind zu empfehlen:

1. Virusexposition stark reduzieren durch Abstand halten, Maske tragen und Hygienemaßnahmen (s. u.)
2. Immunsystem und Schleimhäute unterstützen
3. Allgemeinen Gesundheitszustand verbessern

6.1 Die Menge macht das Gift

Infektionen erfolgen über die Luft (Tröpfchen und Aerosole) und über Oberflächen. Nicht ganz geklärt ist in welchem Verhältnis beide Infektionen auslösen.

Daher sind die sinnvollsten Maßnahmen zur Verringerung der Viruslast:

- ✓ Abstand von mindestens 1,5 Metern zu anderen Personen
- ✓ Größere Menschenansammlungen vermeiden
- ✓ Treffen mit Personen, die nicht zum eigenen Haushalt gehören, im Freien, mit Abstand oder Maske
- ✓ Richtiges Tragen einer OP-Maske in öffentlichen Innenräumen
- ✓ Risikogruppen sollten an Orten mit erhöhter Infektionsgefahr KN95-Masken tragen
- ✓ Regelmäßiges und gründliches Händewaschen (zwingend vor dem Essen)
- ✓ Möglichst nicht ins Gesicht fassen

- ✓ Husten und Niesen in die Armbeuge, in ein Taschentuch oder in die Maske
- ✓ Geschlossene, viel frequentierte Räume regelmäßig lüften und/oder HEPA-Luftfilter mit H13-Filter verwenden
- ✓ Stark frequentierte Räume mit Klimaanlage und geschlossener Luftzirkulation meiden oder nur mit Maske besuchen
- ✓ In Hochrisikogebieten täglich Temperatur messen, um Infektion früh festzustellen
- ✓ Rauchen am besten aufhören oder E-Zigaretten
- ✓ Bei Krankheitsanzeichen: Kontakte vermeiden

6.2 Stark besuchte Innenräume meiden

Aufgrund der Übertragbarkeit von SARS-CoV-2 über Aerosole sollten die besonders riskanten klimatisierten Räume mit geschlossenen Lüftungskreisläufen gemieden werden. In den meisten klimatisierten Räumen und auch öffentlichen Verkehrsmitteln (Flughäfen, Busse, U-Bahnen) wird die Raumluft durch die Klimaanlage aufgesaugt und anschließend ungefiltert wieder im Raum verteilt. Das stellt ein großes Problem dar. Im Flugzeug scheint die Lage anders zu sein, da die Luft in den Klimaanlagen gefiltert und anschließend gereinigt wieder zurück in den Raum geleitet wird.

Natürlich sind auch nicht klimatisierte Räume problematisch. Diese sollten häufig gelüftet werden. Gerade in der kalten Jahreszeit ist es allerdings schwierig, häufig und lange genug zu lüften. Hier empfehlen sich HEPA-Luftfilter, um die Viruslast durch infektiöse Aerosole zu reduzieren. HEPA-Filter der Stufe H13 filtern Partikel in Größe der Aerosol-Tröpfchen aus der Luft. Dies ist ausreichend, da die kleineren Viren an den Tröpfchen haften und mit ihnen herausgefiltert werden. Filter der Stufe H14, die die Viren selbst aus der Luft filtern können, sind nicht notwendig.

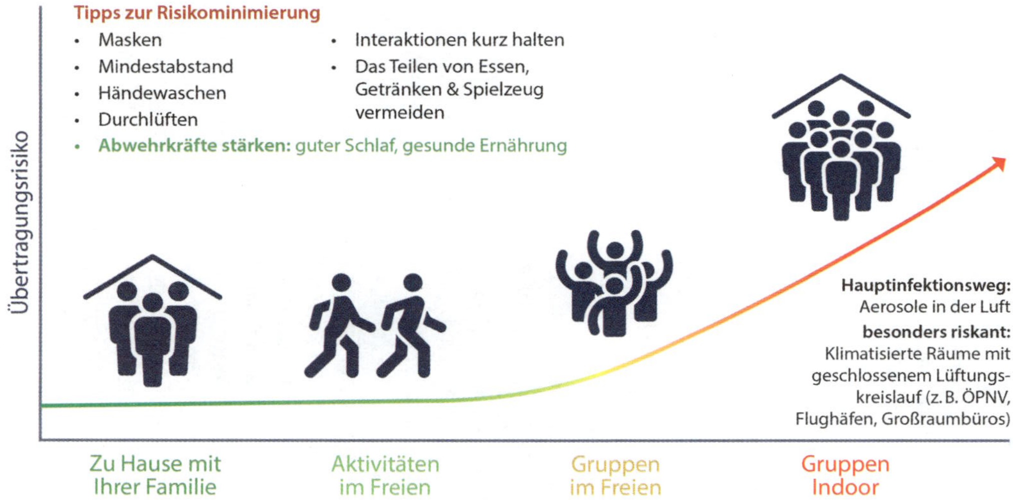
Tipps zur Risikominimierung
Masken
Mindestabstand
Händewaschen
Durchlüften
Abwehrkräfte stärken: guter Schlaf, gesunde Ernährung
Interaktionen kurz halten
Das Teilen von Essen, Getränken & Spielzeug vermeiden
Übertragungsrisiko
Hauptinfektionsweg:
Aerosole in der Luft
besonders riskant:
Klimatisierte Räume mit geschlossenem Lüftungskreislauf (z. B. ÖPNV, Flughäfen, Großraumbüros)
Zu Hause mit Ihrer Familie
Aktivitäten im Freien
Gruppen im Freien
Gruppen Indoor

Abb. 1: Übertragungsrisiko des Coronavirus senken

6.3 Kalte, feuchte Luft als zentraler Cofaktor

Auffällig ist, dass die COVID-19-Krankheitsverläufe regional und nach Jahreszeit sehr unterschiedlich verlaufen sind. Dies wird in der allgemeinen Diskussion, die sich auf das Virus konzentriert, leider nicht thematisiert.

So sind die Verläufe im Sommer wesentlich harmloser als im Winter. (Eine Ausnahme stellen die USA dar. Hier verwandelt man auch den Sommer durch Klimaanlagen in einen Winter.) Die COVID-19-Todesrate war bei warmen Temperaturen stets viel geringer. Das ist bei allen Atemwegsinfekten einschließlich der Grippe so üblich, weil die Schleimhäute nicht so starken Temperaturschwankungen ausgesetzt sind und Virusinfekte daher mild verlaufen. Im Sommer 2020 gab es in Europa viele COVID-19-Fälle, aber sehr wenig Tote. Das wird sich voraussichtlich im Winter wieder ändern. Somit sollte man nicht leichtsinnig werden und das Virus für harmlos halten.

Auch die Region spielt eine wesentliche Rolle für die Schwere der Erkrankung. Im chinesischen Wuhan gab es besonders viele Todesfälle. Das Gebiet liegt in der kalten Jahreszeit unter einem kalten Nebel, da es große Wasserflächen aufweist und zudem vom Jangtse durchzogen wird, dem längsten Fluss Chinas. Zur Zeit der Ausbreitung des Virus lag das Gebiet außerdem unter einer für diese Jahreszeit üblichen dichten Smogdecke. Der kalte Nebel in Kombination mit dem „China-Smog“ begünstigte die schweren Krankheitsverläufe, da sich das Virus an die Smogpartikel heften kann. So gelangt es in die Lunge und kann dort eine Lungenentzündung mit Zytokinsturm auslösen (Anbound, 2020). Auf diese Weise entstehen verstärkt die besonders schweren Verläufe, während Infektionen ohne Lungenbeteiligung oft gar nicht wahrgenommen werden. Das Wetter in der norditalienischen Lombardei ist mit seiner Po-Ebene und den großen Seen, wie dem Gardasee, ähnlich ungünstig. Das gleiche gilt für Madrid, New York, London und Paris, in denen zusätzlich die U-Bahnen für eine schnelle Verbreitung gesorgt haben. Das Infektionsrisiko ist bei kalter, feuchter oder gar nebliger, verschmutzter Luft mit Menschenansammlungen am höchsten und die Verläufe am schlimmsten.

Problematisch ist zudem die Kälte an sich. Der Volksmund weiß das und spricht von einer Erkältung oder englisch „cold". Denn ein kalter Hals oder kalte Füße führen zu einer stark verminderten Durchblutung der Schleimhäute und so zu einer erheblichen Beeinträchtigung des Immunsystems. Einen ähnlichen Effekt haben Temperaturstürze. Diese treten unter anderem ein, wenn man im Winter aus beheizten Innenräumen nach draußen geht oder aber im Sommer von draußen kommt und klimatisierte Innenräume betritt. Die großen Temperaturunterschiede sind wie ein „Schock" für die Schleimhäute des Hals-Nasen-Rachenraums und der Lunge. Füße und Hals sollten deshalb stets warmgehalten werden. Im Winter sind Masken doppelt sinnvoll, weil sie auch die Schleimhäute warmhalten.

In einer kühlen Umgebung ist das Virus zudem deutlich stabiler, bei Temperaturen nahe dem Gefrierpunkt kann es wochenlang überleben (Gale, 2020), was erheblich zur Verbreitung beiträgt. Fleischbetriebe, Faschingsumzüge und Weihnachtsmärkte sind daher starke Infektionsherde. Auch auf dem verarbeiteten Fleisch können Viren lange ansteckend bleiben.

Ebenso ungünstig wie kalte, feuchte Luft sind schlecht belüftete Innenräume mit vielen Menschen, in denen eventuell sogar geraucht wird. Beide Umfelder sind ideal für eine Infektion, die sich leicht bis in die Lunge ausbreiten kann. Hier kann ein einzelner Virus-Träger ausreichen, um die Luft zu infizieren.

Diese Betrachtungen erklären auch, warum die zweite Welle jetzt harmlos ist und sich dies mit kälterem Wetter wieder ändern wird, wenn nicht die richtigen Maßnahmen ergriffen werden.

6.4 Wie sinnvoll sind Masken?

Die Gefährlichkeit des Virus habe ich im März 2020 so eingeschätzt: Das neue Corona-Virus ist nicht sehr tödlich, aber sehr ansteckend. Ich ging dabei davon aus, dass wir in Europa und den USA zumindest halbwegs so klug damit umgehen würden wie die Menschen in China, Südkorea, Japan und Taiwan – wo das Virus zuerst auftrat. Denn spätestens seit der Spanischen Grippe und seit SARS ist der Nutzen von Masken belegt.

Die etwa 1 Million Corona-Toten, die wir weltweit zu beklagen haben, verdanken wir zu einem hohen Anteil der Borniertheit und der mangelnden Vorbereitung des Westens. In dieser Hinsicht zahlen insbesondere die USA inzwischen einen hohen Preis: Die USA mit dem weltweit teuersten Gesundheitssystem haben etwa 100-mal mehr Tote zu beklagen als China oder andere asiatische Länder (bezogen auf die Einwohnerzahl); Deutschland befindet sich im Mittelfeld. Dabei sind die asiatischen Länder viel dichter besiedelt als die USA oder Europa, wodurch auch das Infektionsrisiko viel höher ist.

Als im März klar war, dass das Virus SARS-CoV-2 auch uns erreichen würde, fiel mir sofort auf, dass die Menschen in Asien diszipliniert Masken tragen. Dies funktionierte bestens, wie nicht nur die vergleichsweise extrem niedrigen Infektions- und Todeszahlen in Asien, sondern auch Studien klar beweisen (z. B. Cheng *et al.*, 2020).

Aufgrund meiner Verantwortung für 50 Mitarbeiter/innen, bestellten wir sofort OP-Masken direkt aus China, stellten Trennwände zwischen Schreibtischen auf, die sich gegenüberliegen und benutzen für Pausen einen großen Seminarraum. So konnten meine Mitarbeiter/innen auch beim Essen ausreichend Abstand halten. Inzwischen filtern zahlreiche Hepa-Filter (H13) die Luft in den Arbeitsräumen.

Die WHO, das Robert-Koch-Institut und auch die deutsche Wissenschaft – quasi nur ein Wissenschaftler kam beim Corona-Monopol überhaupt zu Wort – sowie die deutschen Medien unterstützten in der entscheidenden Phase der ersten Welle nicht das Tragen der Masken.

Sie hielten es für unnötig. Währenddessen warnte uns China in aller Deutlichkeit davor und publizierte Studien, die hier ignoriert wurden: Der führende COVID-19-Wissenschaftler und Direktor des *Chinese Center for Disease Control and Prevention* George Gao wies schon im März 2020 Europa und die USA ausdrücklich darauf hin, dass es ein „großer Fehler" sei, keine Masken zu tragen. Gao sagte wörtlich: "*The big mistake in the U.S. and Europe, in my opinion, is that people aren't wearing masks. This virus is transmitted by droplets and close contact. Droplets play a very important role – you've got to wear a mask, because when you speak, there are always droplets coming out of your mouth. Many people have asymptomatic or presymptomatic infections. If they are wearing face masks, it can prevent droplets that carry the virus from escaping and infecting others.*" (Cohen, 2020)

Seit der ersten Corona-Epidemie SARS wurde in einer Studie belegt, dass Masken der wichtigste Schutz vor Corona-Viren sind. Diese Studie erschien 2003 in THE LANCET, dem wohl wichtigsten Medizinjournal (Seta *et al.*, 2003). Am 3. März 2020 erschien eine Studie direkt aus Wuhan, wo die Seuche ausbrach: **Im Zhongnan Hospital der Universität von Wuhan erkrankte von 493 medizinischen Fachkräften kein einziger, der eine KN95-Maske trug** – obwohl direkt COVID-19 Patienten betreut wurden. Von den 213 Personen, die keine Masken trugen, weil sie wenig Kontakt mit Infizierten hatten, erkrankten zehn. Die Daten wurden in anderen Krankenhäusern von Wuhan bestätigt (Wang *et al.*, 2020). Die Sache war also seit 2003 und spätestens Anfang März recht klar: Masken schützen!

Das Argument, dass man keine Diktatur wie in China haben will, ist absurd. Lockdowns halte ich persönlich für eine extreme und unnötige Beschneidung unserer Menschenrechte. Das Tragen von Masken an Orten erhöhter Infektionsgefahr ist durchaus zumutbar, wenn dadurch zigtausende von Leben gerettet werden können.

Nicht nur China, sondern auch die demokratischen Länder Asiens hatten nur einen Bruchteil der Todesfälle der westlichen Welt aufzuweisen. Anfang Februar wurde in **Taiwan** das Militär zur Maskenherstellung eingesetzt. Masken-Wucher wurde hart bestraft. **Kein Lockdown, kluges Handeln, Masken und nur 7 Tote bei 23 Millionen Einwohnern!** Während man in Spanien und Italien die Menschen einsperrte, produzierte man in Asien Masken, die die ganze Welt trägt.

Es ist auch gut möglich, dass man aus strategischen Gründen die Bevölkerung nicht korrekt informierte. Während sich die Bevölkerung heftige Schlachten um Klopapier lieferte, tobte im März und April hinter den Kulissen der wirklich überlebenswichtige Krieg um Masken: Die USA, Europa und der Rest der Welt waren komplett unvorbereitet, man hatte kaum KN95-Masken und OP-Masken für den Schutz des medizinischen Personals, geschweige denn der Bevölkerung. Dies sagt viel über die Prioritäten der westlichen Länder aus. So hatten die USA im Jahr 2019 Rüstungsausgaben in Höhe von über 700 Milliarden US-Dollar, aber keine Masken für Ärzte und Pflegekräfte. Das war auch der Hauptgrund, warum die WHO von Masken abriet – und dies auch immer wieder klar machte: Man wollte vermeiden, dass ca. eine Milliarde Menschen aus den reichen Ländern dem medizinischen Personal in ärmeren Ländern die letzten Masken wegkauft. Doch genau diese Befürchtung trat tatsächlich ein.

Bevor Journalisten, zahlreiche Experten und Politiker andere als „Covidioten" bezeichnen, sollten sie sich besser daran erinnern, welche falschen Empfehlungen sie zum Höhepunkt der Epidemie verbreitet haben. Statt von Nationen zu lernen, die die Pandemie bereits unter Kontrolle hatten, mussten wir das Rad neu erfinden – auf Kosten vieler Menschenleben, eines immensen finanziellen Schadens und schwerer Lockdown-Traumata. Was wir in Deutschland erlebten, war schmerzhaft, aber noch sehr angenehm im Vergleich zu Spanien oder Italien.

Unseren federführenden Wissenschaftlern und Politikern gebührt für ihre Kehrtwende somit auch ein gewisser Respekt, denn es braucht Größe, um Fehler einzugestehen.

Inzwischen ist der Nutzen von Masken gut belegt und Masken gelten als zentrale Schutzmaßnahme für sich selbst und für andere. Die Frage ist nicht mehr, ob Masken sinnvoll sind, sondern welche Masken schützen wie gut? Im Auftrag der WHO erschien in der renommierten Fachzeitschrift *The Lancet* eine Übersichtsarbeit über die 172 aussagekräftigsten Studien, darunter 44 Vergleichsstudien, auf der Basis von fast 26 000 Teilnehmern mit dem Ergebnis (Chu *et al.*, 2020):

Wer mehr als 1 Meter Abstand zu anderen Menschen hält, reduziert das Infektionsrisiko um 82 % im Vergleich zu einem geringeren Abstand. Je größer der Abstand war, desto mehr sank das Risiko. Wer einen Mund-Nasen-Schutz nutzte, hatte ein 85 % niedrigeres Infektionsrisiko als derjenige, der keine Maske nutzte. Dabei schnitten die N95/FFP2-Masken am besten ab. Auch ein Augenschutz reduzierte das Risiko stark. (Der wird aber quasi immer nur mit Maske angewendet, nicht allein.) Daher ist bei erhöhter Infektionsgefahr das Tragen eines Augenschutzes vor allem für Nicht-Brillenträger sinnvoll.

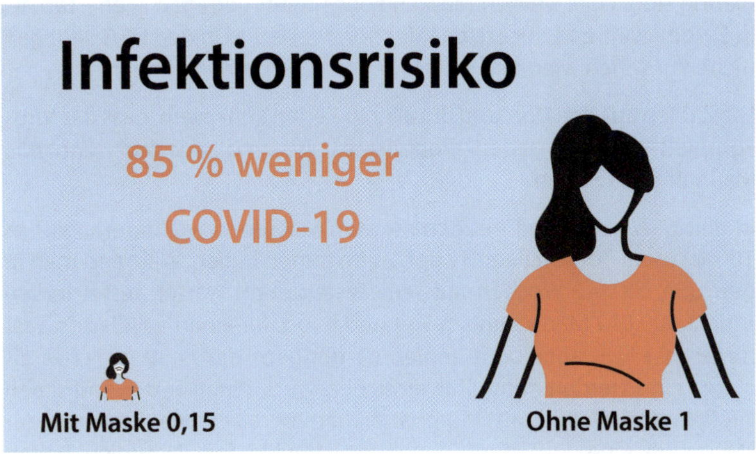

Abb. 2: Einfluss eines Mund-Nasen-Schutzes („Maske“) auf das Infektionsrisiko für SARS-CoV-2

In Deutschland war die Stadt Jena Vorreiter bei der Maskenpflicht. Mit dessen Einführung Anfang April 2020 konnte die Zahl der Neuinfektionen deutlich gesenkt werden. Innerhalb von 20 Tagen nach Einführung der Maskenpflicht kam es in Jena nur zu 16 Neuinfektionen – in der künstlichen Kontrollgruppe dagegen zu 62 neuen Fällen. Demnach konnten fast drei Viertel der (angenommenen) Infektionen durch die Masken vermieden werden. Besonders groß war der Effekt in der Altersgruppe der über 60-Jährigen (Mitze *et al.*, 2020).

Berechnungen des US-amerikanischen *Institute for Health Metrics and Evaluation* ergeben, dass das Maskentragen einen großen Anteil der COVID-19-Todesfälle verhindern könnte: Wenn 95 % der US-Amerikaner im öffentlichen Raum Masken tragen würden, könnten in den USA innerhalb von vier Monaten (im Zeitraum von August bis Dezember 2020) fast 70 000 Todesfälle verhindert werden – das entspricht nahezu der Hälfte der prognostizierten Todesfälle (IHME, 2020). Dies erklärt auch, warum die Todesraten in Asien vergleichsweise niedrig sind: Dort werden Masken konsequent getragen (siehe Tab. 4), in Europa während der ersten Infektionswelle und in den USA dagegen nicht. Wir sehen wieder, wie viel wir von Asien lernen können.

Die Zahlen aus den USA und Brasilien belegen außerdem, dass das Virus komplett immun gegen Populismus ist und nur auf sinnvolle Maßnahmen reagiert.

In den USA, dem Land mit den meisten Masken-Verweigerern, gibt es 10-mal mehr Todesfälle pro Kopf als im armen Indien. Während man in den USA oft 1–2 Wochen auf sein Testergebnis wartet, testet Indien rund 1 000 000 Menschen am Tag und hat dafür einen validierten Test für etwa 1 EUR entwickelt. Indien ist übrigens das Land, welches als erstes eine Herdenimmunität erreichen wird, denn in den indischen Großstädten Delhi und Mumbai haben bereits etwa 30–50 % der Menschen eine SARS-CoV-2-Infektion durchlaufen. Natürlich halfen dabei das warme Wetter und der Umstand, dass ein Großteil der Bevölkerung relativ jung ist und sich, anders als in den USA, keine Klimaanlagen leisten kann. Klimaanlagen verbreiten nicht nur effektiv das Virus, sie sorgen auch für starke Temperaturunterschiede zwischen Innen und Außen und schwächen damit enorm das Immunsystem und die Schleimhäute als wichtige Schutzbarriere.

Tab. 4: Anzahl der COVID-19-Todesfälle pro 100 000 Einwohner in verschiedenen Ländern (Worldometers, Stand: 26.08.2020)

Land	Maßnahme	COVID-19-Todesfälle pro 100 000 Einwohner
Taiwan	Masken ab Februar	0,03
China	Masken ab Januar	0,32
Singapur	Masken ab Februar	0,46
Südkorea	Masken ab Februar	0,61
Japan	Masken ab Februar	1,01
Indien	Lockdown, Masken	4,74
Deutschland	Masken ab Mai	11,1
Spanien	Masken ab Mai	62,2
Italien	Masken ab Mai	58,7
Vereinigtes Königreich	Masken ab Mai	61,1
USA	Trump	55
Brasilien	Bolsonaro	57,1

Die aktuellsten Daten zu COVID-19 sind einsehbar bei: www.worldometers.info/coronavirus.

Rein praktisch sieht das so aus: In einer Starbucks-Filiale in Südkorea kam es im August 2020 zu einem COVID-19-Ausbruch, bei dem sich 27 Gäste bei einer Erkrankten ansteckten. Die Klimaanlage trug vermutlich maßgeblich zur Verbreitung des Virus in dem Raum bei. Alle vier Angestellten konnten sich vor einer Ansteckung schützen – sie trugen Masken (Kim und Kim, 2020).

Kleiner Exkurs: Über Jahrzehnte waren die USA in der medizinischen Forschung führend, wobei ein Großteil der Wissenschaftler seit langem aus Asien (China, Japan, Indien etc.) stammt. Inzwischen veröffentlicht China weltweit 19 % aller wissenschaftlichen Arbeiten, die USA 18 %, Indien 5 %, Deutschland, England und Japan je 4 % (STM, 2018). Unser Bild der Asiaten, die nur auswendig lernen oder kopieren können, ist seit langem überholt. Es lohnt sich also grundsätzlich, nach Asien zu blicken, insbesondere aber bei einer Pandemie, die im Entstehungsland in eindrucksvoller Geschwindigkeit gestoppt wurde. Bei dieser Betrachtung geht es nicht um Menschenrechte, sondern um Wissenschaft, Medizin und Lebensrettung.

Welche Masken schützen wie gut?

Zur Reduktion der Ansteckungsgefahr ist im öffentlichen Raum und bei Infektionsverdacht auch zu Hause (sofern mehrere Personen in einem Haushalt leben) das Tragen eines Mund-Nasen-Schutzes sinnvoll.

Der beste Kompromiss zwischen Selbst- und Fremdschutz UND ausreichend Atemluft sind für die Allgemeinbevölkerung dicht anliegende OP-Masken, für Risikogruppen und medizinisches Personal FFP2/KN95-Masken.

Beide Masken sind deutlich besser als selbstgemachte Baumwollmasken. Die Filterleistung der OP-Masken sinkt, sobald die Maske durch die Atemluft durchfeuchtet wird. Deshalb ist ein Wechsel nach zwei bis spätestens vier Stunden sinnvoll. Im Hausgebrauch ist eine Sterilisierung nicht unbedingt notwendig, solange ein Träger immer die gleichen Masken verwendet. Nach dem Trocknen kann die Maske wiederverwendet werden, sodass zwei bis drei Masken im Wechsel verwendet werden können. Spätestens nach einer Woche sollten die Masken allerdings entsorgt werden. OP-Masken sind dafür gedacht, nicht den Träger selbst, sondern andere zu schützen. Dennoch bieten sie auch für den Träger einen guten Schutz, wie man inzwischen weiß.

Atemschutzmasken der Schutzklassen FFP2 (entspricht KN95 oder N95) bis FFP3 liegen eng am Gesicht an und schützen den Träger am besten – bei richtiger Handhabung.

Das Material von KN95-Masken kann zu etwa 95 % virus-beladene Aerosole herausfiltern. Masken mit Filterventil sind angenehmer zu tragen, da man besser atmen kann. Sie schützen allerdings nicht die Umgebung, da der Filter nur die Einatemluft, nicht aber die Ausatemluft reinigt. FFP2-/KN95-Masken haben eine hohe Filterleistung, bieten ihren hohen Schutz aber nur, wenn sie ordnungsgemäß getragen werden, d. h. eng anliegen. Sie werden für medizinisches Personal benötigt, welches Kontakt mit Erkrankten hat. FFP3-Masken bieten den höchsten Schutz, können aber nicht lange getragen werden, weil man damit einfach nicht genug Luft bekommt.

Bei Kontakt mit Infizierten sind FFP2- oder FFP3-Masken am sichersten. Allerdings sind OP-Masken nach aktueller Studienlage auch wirkungsvoller als in vielen Medien dargestellt wurde. O'Kelly *et al.* (2020) zeigten in einer Studie, dass gute OP-Masken ganz ähnliche Filtereigenschaften wie KN95-Masken haben. Nicht das Filtermaterial, sondern der bessere Sitz der KN95-Maske ist also entscheidend für die bessere Wirkung.

Selbstgenähte, mehrlagige Baumwollmasken sind nicht so wirksam wie OP-Masken, aber als „Notlösung" durchaus sinnvoll und wirksam. Verschiedene Alltagsmaterialien wie Baumwoll-T-Shirts und Kissenbezüge können Bakterien und Viren im Vergleich zu OP-Masken etwa 60 % so wirksam abhalten. HEPA-Staubsaugerbeutel haben sogar eine noch bessere Filterwirkung als KN95-Masken, sind aber als Gesichtsmaske nicht geeignet, da das Atmen zu sehr erschwert wird (O'Kelly *et al.*, 2020).

Die Sorge, dass das Virus so klein ist, dass es durch die Maske hindurch gelangen kann, ist unbegründet. Viren alleine könnten

zwar durch die Maske gelangen, doch das Virus liegt in der Luft immer gebunden an Tröpfchen und Aerosole vor, die deutlich größer sind als das Virus selbst. Diese Partikel können auch von einer OP-Maske größtenteils abgefangen werden – sofern die Maske gut anliegt. Aerosole mit einem Durchmesser von < 5 µg können zwar nur begrenzt herausgefiltert werden, dennoch zeigen Studien, dass chirurgische Masken die Viruslast deutlich reduzieren. Somit bieten sie einen Infektionsschutz gegenüber Viren, die durch die Luft übertragen werden (Esposito *et al.*, 2020).

Wie bereits betont, ist die Viruslast bei einer Infektion entscheidend. Inzwischen wurde von den Wissenschaftlern Gandhi und Rutherford (2020) die These publiziert, dass die Kleinstmengen an Viren, die durch die Maske gelangen, eine Art Impfung darstellen. Diesen Effekt machte man sich bei der ersten Impfung überhaupt zu nutze. Bei der Impfung gegen Pockenviren infizierte man Menschen mit kleinsten Virusmengen und machte sie so immun gegen eine normale Infektion. Tatsächlich ist zu beobachten, dass seit Maskenpflicht in vielen Ländern die Zahl der Infizierten explodiert ist, aber die Zahl der Toten extrem zurückging.

Zumindest in Tierstudien wurde dieser Effekt bereits bei COVID-19 nachgewiesen: Hamster erkrankten an Sars-CoV-2 in Abhängigkeit von der Virusmenge bei Infektion unterschiedlich stark (Chan *et al.*, 2020). Dieser Zusammenhang ist nur logisch und zudem medizinisch bekannt: Die Menge macht das Gift, auch bei Infektionen.

Nochmals zu betonen ist, dass man in Asien überwiegend OP-Masken trägt – keine selbstgemachten Baumwollmasken, Schals etc. Es ist daher sinnvoll einem Beispiel zu folgen, das funktioniert.

Tab. 5: Masken zum Infektionsschutz im Vergleich

Maskenart	Schützt Träger	Schützt Umfeld	Hinweise
Selbstgemachte Baumwollmaske/ Schal	etwas	etwas	Begrenzte Schutzwirkung hinsichtlich der gegenseitigen Infektion
Mund-Nasen-Schutz („OP-Maske“)	befriedigend*	ja*	Ausreichende Schutzwirkung für Träger und Umfeld im Alltag
FFP2-/FFP3-/ KN95-/N95-Maske ohne Ventil	ja*	ja*	Schützt Umfeld und die tragende Person bei erhöhtem Infektionsrisiko
FFP2-/FFP3-/ KN95-/N95-Maske mit Ventil	ja*	nein	Schützt nur die tragende Person, aber nicht das Umfeld

*bei richtiger Handhabung

Ein Problem der Baumwollmasken ist, dass es in Deutschland keine Standardisierung gibt. Die Wirkung hängt u. a. von der Stoffart und der Anzahl der Lagen ab. Sie waren eine gute Notlösung in einer Zeit, in der es keine ordentlichen Masken gab. Im Lauf der Pandemie wird es auch immer mehr geprüfte und brauchbare Textil-Masken geben.

Sehr wichtig für die Schutzwirkung ist der Sitz der Maske. Die Maske muss bereits oben an der Nasenwurzel ansetzen. Oft werden die Masken zu lose und tief getragen und die Wirkung so

stark reduziert. Wenn die Maske unter der Brille ansetzt, beschlägt diese auch viel weniger.

Asiaten haben eine deutlich kleinere Nase, was OP-Masken zu einem sehr guten Sitz verhilft. Hierzulande werden Masken nicht nur oft falsch getragen, sondern die Nase ist häufig so groß, dass ein großer Schlitz zwischen Haut und Maske entsteht. Dies reduziert die Schutzwirkung erheblich. Sollte dies der Fall sein, bietet eine FFP2-/ KN95-Maske einen viel besseren Schutz, weil sie besser sitzt und anpassbar ist. Eine chinesische Studie zeigt auch, dass Brillenträger ein viel geringeres Infektionsrisiko haben (Zeng *et al.*, 2020).

Schlussfolgerung:

FFP2-/KN95-Masken bieten den besten Schutz und sollten von Personen mit Risikofaktoren und bei erhöhtem Ansteckungsrisiko getragen werden: in stark frequentierten Räumen mit geschlossenem Lüftungskreislauf wie Flughafen, U-Bahn, Krankenhaus, Restaurant etc. Auch hier sind Brille oder Augenschutz sinnvoll. FFP2-/KN95-Masken kann man wiederverwenden. Wer sie allerdings länger als 3–4 Stunden am Stück trägt, sollte eine frische Maske aufsetzen. Die Feuchtigkeit reduziert die Wirkung. OP-Masken sind sinnvoll für Personen ohne Risikofaktoren und bei mittlerem Ansteckungsrisiko, also im Alltag.

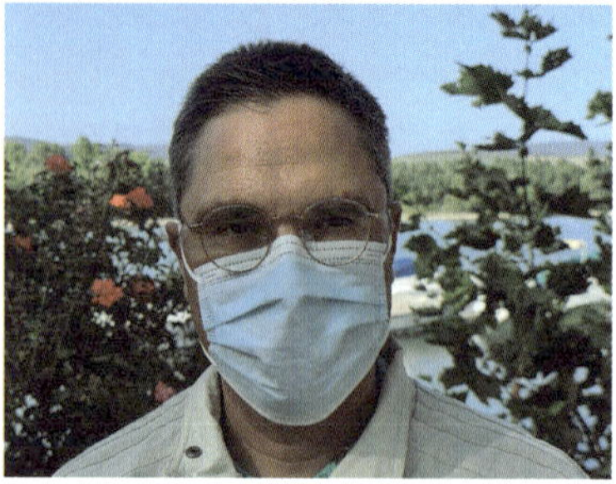

OP-Maske

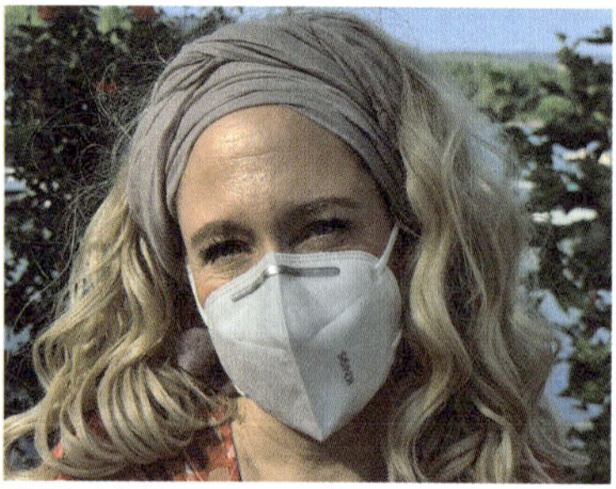

FFP2/KN95-Maske

Kinder: Temperatur messen statt Maskenpflicht

So sinnvoll Masken in der richtigen Situation (in Innenräumen und bei Menschenansammlungen) sind, so wenig ist eine Maskenpflicht für Kinder zielführend: Da sie sich kaum an Hygieneregeln halten können, ist ihr Infektionsrisiko sehr hoch, der Krankheitsverlauf jedoch meistens mild. Daher werden sie mit Masken sinnlos traumatisiert. Eltern sollten besser täglich die Körpertemperatur messen – von sich und ihren Kindern. So kann eine Infektion früh erkannt werden. Da die Körpertemperatur von Person zu Person und auch über den Tag hinweg schwankt, ist dies allerdings nur aussagekräftig, wenn täglich und immer zur ähnlichen Uhrzeit gemessen wird.

Typische Fiebertemperaturen bei COVID-19:

- bei Kindern zwischen 0-5 Jahren: ab 38,5 °C (rektal)
- bei Kinder ab 6 Jahren: ab 38,1 °C (oral)
- bei Erwachsenen: ab 38 °C (oral)
- bei Senioren: ab 37,8 °C (oral)
- oder 1 °C über dem individuellen Durchschnittswert

Natürlich werden hinter einem Fieber häufig auch andere Viren und Bakterien stecken. Typisch für COVID-19 ist dagegen die plötzliche Reduktion bzw. der Verlust des Geruchs- und/oder Geschmackssinns, die bei einem Großteil der Erkrankten (ca. 70 %) auftritt. Bei Kindern treten verstärkt auch Erbrechen und Magenschmerzen als Symptome auf.

Die meisten Menschen regen sich mit Recht über unangemessene Maßnahmen wie Lockdown oder Maskenzwang bei Kindern auf, während sinnvolle Maßnahmen eine breite Akzeptanz erfahren würden. In der Frühphase der Pandemie wurde im Westen leider viel Vertrauen verspielt.

Warum Masken häufig umstritten sind

Masken sind in der öffentlichen Meinung leider umstritten. So wird in einem bekannten Buch (Bhakdi und Reiß, 2020) folgendermaßen gegen Masken argumentiert:

„Punkt 1) Es gibt keinen wissenschaftlichen Beleg dafür, dass symptomfreie Menschen ohne Husten und Fieber die Erkrankung verbreiten.

Punkt 2) Einfache Masken halten die Viren nicht zurück, gerade wenn man hustet (Bae et al., 2020a).

Punkt 3) Sie schützen bekanntermaßen auch nicht vor Ansteckung.

Größe Corona-Virus: 160 Nanometer (0,16 Mikrometer), Größe „Poren" in einfachem Baumwollmasken 0,3 Mikrometer. Sie fliegen durch herkömmliche Masken oder Mund-Nase-Bedeckung aus Stoff durch wie durch ein offenes Fenster."

Zu diesen Punkten werden allerdings keinerlei stichhaltige wissenschaftliche Belege aufgeführt!

Punkt 1 ist inzwischen klar widerlegt. Hierzu nur eine beispielhafte südkoreanische Studie (Lee *et al.*, 2020): Die Untersuchung mit insgesamt 303 jungen COVID-19-Infizierten (davon 110 asymptomatisch) ergab, dass die Viruslast in den Schleimhäuten bei symptomlos Infizierten genauso hoch ist wie bei Infizierten mit Symptomen. Untersucht wurde die Viruslast in Proben aus dem oberen und unteren Atemtrakt (Nasopharynx- und Oropharynxabstrich sowie Sputum). Die Infektion dauerte bei den asymptomatisch Infizierten mit 17 Tagen nur zwei Tage kürzer als bei den symptomatisch Infizierten mit 19 Tagen. Demnach sind COVID-19-Infizierte auch ohne Symptome lange Zeit ansteckend. Die Ansteckungsgefahr ist sogar direkt VOR Einsetzen der Symptome besonders hoch, wovor eine Studie bereits im März 2020 warnte und eine Isolierung von symptomatisch Erkrankten als nicht ausreichend zur Eindämmung der Pandemie bezeichnete (Chen *et al.*, 2020).

Auch in weiteren Studien und Fallberichten wurde dokumentiert, dass die Übertragung des Virus vor dem Auftreten von Symptomen tatsächlich erfolgt ist (WHO, 2020).

Zu **Punkt 2** und zu **Punkt 3** fehlen echte Belege. „Bekanntermaßen" ist inzwischen wissenschaftlich das Gegenteil bewiesen.

Die einzige, zu Punkt 2 angeführte Quelle (Bae *et al.*, 2020a), die mit nur vier Probanden durchgeführt wurde, wurde aufgrund von Fehlern in der Durchführung und Auswertung zwei Monate nach ihrer Online-Veröffentlichung zurückgezogen (Bae *et al.*, 2020b). Somit bleibt kein einziger Beleg für die drei Behauptungen übrig, obgleich der Beleg ohnehin die These keineswegs gestützt hätte, ganz davon zu schweigen, dass er sie auch nur ansatzweise „belegt" hätte. Stattdessen lassen sich zahlreiche ordentliche, wissenschaftliche Studien finden, die das Gegenteil belegen und von denen bereits eine kleine Auswahl präsentiert wurde.

Konkret wurde am 3. April in einer randomisierten Studie der renommierten Fachzeitschrift *Nature* das Gegenteil publiziert (Leung *et al.*, 2020): Nach dem Zufallsprinzip wurden 246 Probanden, die an Corona-, echter Grippe- oder Rhino-Erkältungsviren erkrankt waren, in zwei Gruppen aufgeteilt. Die eine Gruppe trug OP-Masken, die andere nicht. Dann untersuchte man die Virusausscheidung: Bei den Corona-Infizierten ohne Maske wurden bei 30 % der Probanden Corona-Viren in den abgegebenen Tröpfchen (Partikel größer als 5 µm) nachgewiesen sowie bei 40 % in den abgegebenen Aerosolen (Partikel kleiner als 5 µm). **Im Gegensatz dazu schied kein einziger der Probanden mit OP-Maske noch Corona-Viren in die Umgebungsluft aus. Das bedeutet, dass die OP-Masken komplett alle infektiösen Corona-Viren zurückhalten konnten.**

Übrigens war auch eine starke Reduktion von Grippeviren durch OP-Masken feststellbar, allerdings waren noch Viren messbar.

Nicht jede wissenschaftliche Quelle hat die gleiche Wertigkeit. Damit Sie als Leser die wissenschaftliche Wertigkeit besser einschätzen können: Die bereits zitierte Meta-Analyse aus *The Lancet* (Chu *et al.*, 2020) mit 25 697 Probanden und eine Studie in *Nature* verhalten sich zu der 4-Probanden-Studie von Bae *et al.* (2020a) in der Bedeutung wie ein Leitartikel der *New York Times* zu den Vereinsnachrichten des Heidesheimer Dackelzüchtervereins.

Eine bedeutende Quelle wissenschaftlicher Irreführung ist eine US-Webpage, von der wohl auch viele deutsche Masken-Gegner ihre Informationen beziehen. Hier heißt es, Masken seien nutzlos, weil: „*The reason is simple. SARS-CoV-2 has a diameter of 0.06 to 0.14 microns. Medical N95 masks — which are considered the most effective — can filter particles as small as 0.3 microns. Surgical masks, homemade masks, T-shirts and bandanas are even more porous.*"

Dieses Argument klingt logisch, ist aber schlichtweg kompletter Unfug und zeigt, dass der Autor entweder überhaupt keine wissenschaftliche Kompetenz hat oder bewusst Menschen in die Irre führt. Kontroversen sind gut für die Klickzahlen.

Die Fakten sehen anders aus: FFP2-/N95-Masken haben eine Porengröße von 0,1–0,3 µm und OP-Masken von 0,3 µm. **Zwar sind die Viren (0,06–0,14 µm) kleiner als die „Poren" einer OP- oder KN95-Maske, jedoch fliegen die Viren nicht einfach so durch die Luft. Sie sitzen in Tröpfchen (1–500 µm) und Aerosolen (~ 4 µm), die deutlich größer sind und eben nicht durch die Maske hindurchpassen** (Bar-On *et al.*, 2020; Stadnytskyi *et al.*, 2020).

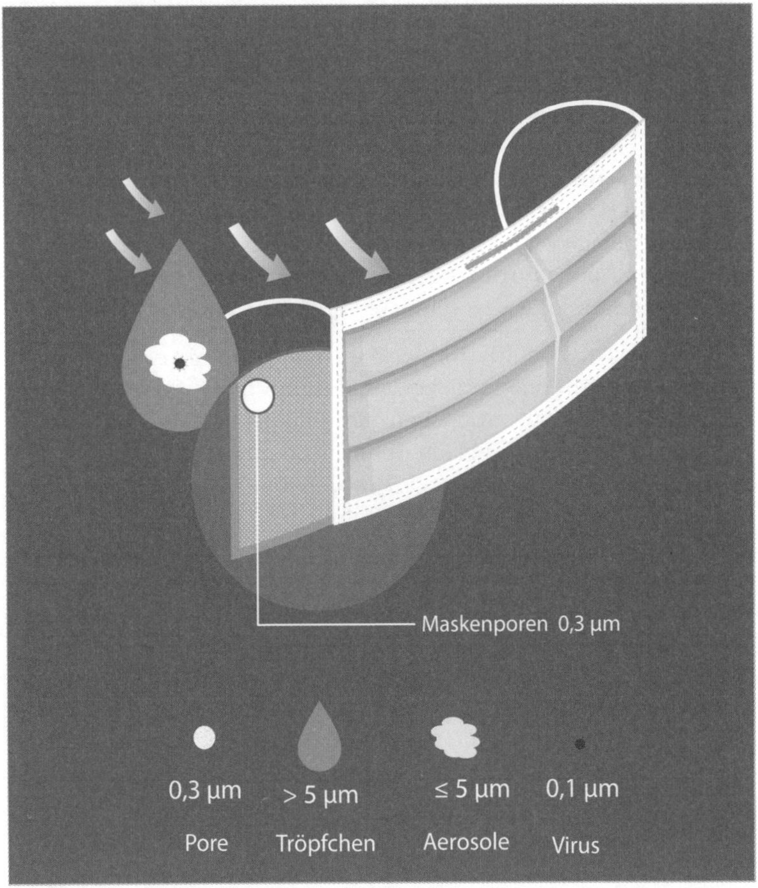

Abb. 3: Größenverhältnis von Tröpfchen, Aerosolen, Corona-Virus und Maskenporen. Die kleinen Viren haften an den deutlich größeren Tröpfchen oder Aerosolen und können die Maske so nicht mehr durchdringen.

Ganz ausdrücklich möchte ich das zitierte Corona-Buch von der früheren wissenschaftlichen Arbeit von Prof. Bhakdi abgrenzen. Prof. Bhakdi hat seinerzeit als Mikrobiologe und Forscher hervorragende Arbeit geleistet und ich schätze ihn als ehrenwerten Kollegen und Menschen ein. Ich teile auch seine Meinung, dass man von Anfang an vernünftiger auf COVID-19 hätte reagieren sollen und die Medien versagt haben. Diese machten viele Fehler und hetzten gegen jede abweichende Stimme, was eine sinnvolle Diskussion im Keim erstickte. Das zitierte Corona-Buch taugt aber leider nicht für eine vernünftige Lösung, sondern sorgt eher für mehr Verwirrung und auch Tote.

COVID-19 ist tatsächlich für viele relativ harmlos, weshalb es in Deutschland stark unterschätzt wird. Für die große Personengruppe mit Risikofaktoren ist es aber eben ganz und gar nicht harmlos, wie die weltweit mittlerweile 1 Million Toten doch zeigen. Diese Menschen verstarben auch tatsächlich zu 75 % an COVID-19. Ohne die Erkrankung hätten sie noch einige Jahre gut leben können, ohne unter schrecklichen Umständen isoliert auf einer Intensivstation, ohne Angehörige am Beatmungsgerät zu versterben. Bei einer gemeinsamen Online-Pressekonferenz des Bundesverbandes Deutscher Pathologen, der Deutschen Gesellschaft für Pathologie und der Deutschen Gesellschaft für Neuropathologie und Neuroanatomie berichtete Johannes Friemann am 20. August: „In mehr als drei Viertel der Obduktionen konnte die COVID-19-Erkrankung als wesentliche oder alleinige zum Tode führende Erkrankung dokumentiert werden." (Ärzteblatt, 2020)

7. Warum ist COVID-19 für viele harmlos, für manche aber so gefährlich?

Für Gesunde ist SARS-CoV-2 nicht viel gefährlicher als andere Atemwegsviren. Schwere und tödliche Fälle treten in der Regel bei Älteren und bei Personen mit Vorerkrankungen auf (TNCPERET, 2020; Vardavas und Nikitara, 2020). Diese Personenkreise müssen besonders geschützt werden und sich besonders schützen. Zu den Risikofaktoren zählen:

- Hohes Lebensalter
- Männliches Geschlecht
- Bluthochdruck
- Herz-Kreislauf-Erkrankungen
- Diabetes
- Chronische Atemwegserkrankungen (z. B. COPD)
- Immunschwäche
- Zigarettenrauchen

Für den menschlichen Körper ist SARS-CoV-2 ein großer Unbekannter. Das Immunsystem reagiert bei Kindern besonders angemessen und entwickelt spezifische Abwehrmaßnahmen. Bei gesunden Erwachsenen reagiert das Immunsystem ebenfalls effektiv – auch weil meistens aufgrund einer geringen Viruslast bei der Infektion der Krankheitsverlauf langsamer und milder ist. Der Grund für die geringe Viruslast liegt in der Dichte der ACE2-Rezeptoren als Eintrittspforten der Viren.

Bei Älteren und Vorerkrankten wird die Abwehr überrumpelt und das spezifische Immunsystem, welches gezielt Viren und infizierte Zellen erkennt und beseitigt, springt nicht richtig an. Dafür springt das unspezifische Immunsystem ein – und reagiert prompt über. Bei schweren Verläufen kann man daher eine Überreaktion des Immunsystems feststellen, die mit einer Überproduktion an Entzündungsmediatoren besonders im Lungengewebe einhergeht, einem sogenannten "Zytokinsturm" (Huaxia, 2020).

Ein bildhafter Vergleich: Die Überreaktion des Immunsystems gleicht dem Krieg gegen den Terrorismus, den die USA nach dem 11.09.2001 begannen. Statt Terroristen gezielt mit Spezialeinheiten auszuschalten (spezifisches Immunsystem), wurden ganze Länder von Bomben verwüstet (unspezifisches Immunsystem). Die Schäden einer solch undifferenzierten Kriegsführung sind enorm, ob in der Welt oder im eigenen Körper.

Vorerkrankungen müssen jedoch kein Grund sein, panisch zu werden. Tatsächlich ist die Verbesserung des allgemeinen Gesundheitszustands die größte Chance der COVID-Krise. Denn bei Vorerkrankungen wie Herz-Kreislauf-Erkrankungen, Bluthochdruck und Diabetes können wir sehr viel durch Änderungen der Ernährungs- und Lebensweise verbessern (vgl. Jacob 2013: „Dr. Jacobs Weg – Die effektivsten Maßnahmen zur Prävention und Therapie von Zivilisationskrankheiten“). Damit senken wir nicht nur das Sterberisiko durch COVID-19, sondern viel wichtiger: Wir behandeln die wichtigsten Gesundheitsgefahren unserer Zeit.

7.1 ACE2-Rezeptor als Eintrittspforte des Coronavirus in die Lunge

Bei Risikopatienten – und das ist leider ein großer Personenkreis – stehen die Tore für das Virus weit offen: Sie haben an ihren Schleimhautzellen in der Lunge und anderen Organen eine viel größere Anzahl an ACE2-Rezeptoren, an die das Virus andocken und in den Körper gelangen kann, als Gesunde und Kinder. Zu diesen Risikopersonen gehören: Senioren, insbesondere Personen mit Bluthochdruck, Asthma, Lungenerkrankungen wie COPD, Übergewichtige sowie Raucher. Bei diesen Risikogruppen treten bei der Erstinfektion wesentlich mehr Viren in den Körper ein. Auch

Männer haben mehr ACE2-Rezeptoren und daher auch ein deutlich höheres Risiko als Frauen und Kinder.

In der Nase haben wir alle diese ACE2-Rezeptoren. Solange das Virus in Nase und Rachen bleibt, ist der Verlauf meistens harmlos. Doch befällt das Virus die Lunge und andere Organe, so sind bestimmte Personengruppen besonders gefährdet.

Wissenschaftliche Fakten und Studien:

Das Angiotensin-konvertierende Enzym ACE2 ist ein Enzym, das auch als Rezeptor in der Zellmembran fungiert. Dort ist ACE2 der Haupteintrittspunkt für das Coronavirus SARS-CoV-2 und spielt eine entscheidende Rolle bei der Auslösung von COVID-19. Das Virus bindet mit den Spike-Proteinen an seiner Oberfläche an den ACE2-Rezeptor an und kann dann dadurch in die Zelle eindringen. Der ACE2-Rezeptor sitzt in den Zellmembranen von Herz, Lunge, Nieren, Magen-Darm-Trakt und in Endothelzellen. In diese Organe kann das Corona-Virus über den ACE2-Rezeptor besonders gut eindringen, was das Multiorganversagen bei schweren COVID-19-Fällen erklärt.

2020 ist neben dem 20. Geburtstag von ACE2 auch das Jahr, in dem es traurige Berühmtheit erlangte. Während es in einem normalen Jahr etwa 150 Einträge in der wissenschaftlichen Datenbank Pubmed einfährt, waren es allein im ersten Halbjahr 2020 schon fast 900.

Neben ACE2 zählt auch die Transmembran-Serin-Protease 2 (TMPRSS2) zu den wichtigsten Zelleintrittspforten für SARS-CoV-2 in der Lunge. Die Gene, die für diese Proteine in den oberen und unteren Atemwegen verantwortlich sind, sind nicht bei jedem Menschen in gleichem Maße aktiv, sondern variieren in Abhängigkeit von Alter und Krankheitsstatus. Bei Rauchern und bei Patienten mit chronisch obstruktiver Lungenerkrankung (COPD) sind die entsprechenden Gene hochreguliert, so dass sich eine deutlich größere Anzahl dieser Rezeptoren auf der Lungenschleimhaut befindet. Patienten mit

Bluthochdruck weisen erhöhte Expressionswerte beider Gene im Blut auf, Asthmatiker erhöhte Werte von ACE2 (Sharif-Askari *et al.*, 2020).

Die Aktivität dieser beiden Zelleintrittsproteine für das Coronavirus ist (mit-)entscheidend für den unterschiedlich schweren Krankheitsverlauf von COVID-19 bei Kindern, Erwachsenen und Personen mit Vorerkrankungen. Ist ACE2 in der Lunge besonders aktiv – wie es bei vielen Vorerkrankungen der Fall ist –, begünstigt dies einen lebensbedrohlichen Krankheitsverlauf. Kinder sind hingegen durch eine schwache ACE2-Aktivität geschützt und erkranken nur selten schwer.

Eine weitere Studie ergab eine höhere Expression von ACE2-Genen in der Bronchialbiopsie, in der Lunge oder im Blut bei Personen mit Asthma, COPD, Bluthochdruck, Übergewicht sowie bei Rauchern und Männern (Radzikowska *et al.*, 2020). Genau das sind die bekannten Personengruppen mit stark erhöhtem Risiko für einen schweren COVID-19-Krankheitsverlauf.

Übrigens: ACE-Hemmer (ACE-Inhibitoren) sollte man nicht wegen COVID-19 absetzen: Die unterschiedlichen enzymatischen Eigenschaften von ACE und ACE2 führen auch dazu, dass ACE-Hemmer keinen Effekt auf die Aktivität von ACE2 haben (Bader, 2020).

7.2 Wichtigste Risikofaktoren und Vorerkrankungen

Bluthochdruck

Bluthochdruck ist der wichtigste Risikofaktor für einen schwerwiegenden bis tödlichen Verlauf von COVID-19. Dies hängt direkt mit dem Renin-Angiotensin-System und ACE2 zusammen, welche bei Bluthochdruck hoch reguliert sind. ACE2 ist der Eintrittsort des Virus.

Bluthochdruck ist auch ein Marker für vorhandene Gefäßprobleme, denn bei Bluthochdruck liegt eine endotheliale Dysfunktion – eine

Funktionsstörung des Endothels – zugrunde. Das Endothel ist eine dünne Zellschicht, die die Blutgefäße von Innen auskleidet. Das Endothel dient nicht nur als Begrenzung, sondern erfüllt noch viele weitere wichtige Funktionen. Bei COVID-19 entsteht eine systemische Endothelitis (Entzündung des Endothels), die das Endothel stark beeinträchtigt. Ist das Endothel wie bei Bluthochdruck vorgeschädigt, können sich Thromben noch leichter ablagern, die Durchblutung beeinträchtigen und zu einem Gefäßverschluss führen. Dies ist ein weiterer Faktor, der dazu führt, dass Personen mit Bluthochdruck ein erhöhtes Risiko für einen tödlichen Verlauf der Erkrankung haben.

Um Ihr persönliches Risiko realistisch einzuschätzen, messen Sie Ihren Blutdruck nicht nur in Ruhe, sondern auch mal unter Stress (z. B. auf der Arbeit) und unter körperlicher Belastung. Ein normaler Blutdruck ist 120/80 mmHg.

Blutdrucksenker verbessern übrigens zwar den Blutdruck, aber nicht die zugrunde liegende endotheliale Dysfunktion. Ein medikamentös eingestellter Bluthochdruck ist somit immer noch ein Risikofaktor für einen schweren Krankheitsverlauf.

Metabolisches Syndrom

Die Risikofaktoren für COVID-19 zeigen starke Überschneidungen mit den Diagnose-Kriterien für das Metabolische Syndrom:

Diagnose-Kriterien für das Metabolische Syndrom:
(Moebus *et al.*, 2008)

1. **Abdominale Adipositas:** Taillen-/Bauchumfang > 102 cm bei Männern bzw. > 88 cm bei Frauen
2. **Blutdruck** ≥ 130/85 mmHg
3. **Nüchternglukose** ≥ 100 mg/dl
   oder ein **Gelegenheitszucker** ≥ 200 mg/dl
   oder ein bekannter **Diabetes mellitus Typ 2**
4. **Triglyzeride** ≥ 150 mg/dl

5. **HDL-Cholesterin** ≤ 40 mg/dl bei Männern bzw. ≤ 50 mg/dl bei Frauen

Die Diagnose Metabolisches Syndrom wird gestellt, wenn mindestens drei der fünf Kriterien erfüllt sind.

Das Metabolische Syndrom setzt sich aus der oben genannten Gruppe kardiovaskulärer Risikofaktoren zusammen und führt deutlich vermehrt zu Herz-Kreislauf-Erkrankungen und Diabetes mellitus Typ 2, begünstigt aber auch die Entwicklung einer Alzheimer-Demenz (de la Monte, 2012) sowie von Krebserkrankungen. Das Metabolische Syndrom ist assoziiert mit einer chronischen Entzündung, die durch hohe Zytokinspiegel, erhöhte Akute-Phase-Proteine und eine Aktivierung proentzündlicher Signalwege charakterisiert ist. Das Fettgewebe in Bauch und Leber ist an der Entstehung dieser chronischen Entzündungsreaktion maßgeblich beteiligt. Das Metabolische Syndrom bietet daher beste Voraussetzungen für einen gefährlichen Zytokinsturm, der kennzeichnend für einen schweren Verlauf von COVID-19 ist (s. u.).

Eine zentrale Rolle beim metabolischen Syndrom spielt das **Hormon Cortisol**, das bei chronischem Stress und säurebildender Ernährung (viel tierisches Protein, Salz) im Körper erhöht ist. Auch Fettgewebe, vor allem Bauchfett, produziert viel Cortisol.

Cortisol unterdrückt das Immunsystem und fördert die Ausscheidung der Mineralstoffe Calcium, Magnesium und Kalium über den Urin und begünstigt damit die Übersäuerung des Körpers. Gleichzeitig fördert Cortisol die Ansammlung von Natriumchlorid im Körper, führt zu Wasseransammlungen und erhöht den Blutdruck. Cortisol spielt also eine entscheidende Rolle im Schädigungsmechanismus einer säurebildenden Ernährung.

Auch wenn das Metabolische Syndrom bei Betroffenen in der Regel keine großen Beschwerden verursacht, so darf es auf keinen Fall unterschätzt werden. Denn die einzelnen Erkrankungen, die das

Metabolische Syndrom ausmachen, begünstigen und verstärken sich gegenseitig. Zu den möglichen Spätfolgen des Metabolischen Syndroms zählen u. a.:

- Diabetes mellitus Typ 2
- Arthrose von Knie- und Hüftgelenken
- Herz-Kreislauf-Erkrankungen, Herzinfarkt
- Schlaganfall und Demenz
- Krebserkrankungen

Die Ernährungstherapie des Metabolischen Syndroms erfordert eine Umstellung der Ernährung auf eine pflanzenbetonte, fettarme, zucker- und salzreduzierte Kost.

Schlafmangel steht mit Übergewicht, Bluthochdruck und Insulinresistenz im Zusammenhang und kann das Metabolische Syndrom fördern. Stressreduktion und ausreichend guter Nachtschlaf sind daher essentiell für die Prävention und Therapie des Metabolischen Syndroms.

Rauchen

Raucher haben ebenfalls ein deutlich höheres Infektionsrisiko, weil Rauchen die Schleimhäute und deren Immunsystem schwächt und die Endothelschicht der Blutgefäße angreift. E-Zigaretten sind zwar nicht gesund, aber immerhin eine viel bessere Alternative. Minze hat sogar gewisse antivirale Wirkungen. Trotzdem: JETZT ist der beste Zeitpunkt, mit dem Rauchen aufzuhören.

7.3 Der „Zytokinsturm" als prognostischer Marker

Mittlerweile konnten das Virus und dessen Auswirkungen bereits besser erforscht werden. Patienten mit schwerem Krankheitsverlauf zeigen eine Überreaktion des Immunsystems, einen sogenannten „Zytokinsturm". Zytokine sind Entzündungsbotenstoffe. Im Serum schwer kranker Personen wurden sehr hohe Konzentrationen des Interleukin-2-Rezeptors (IL-2R) und von Interleukin-6 (IL-6) gemessen, im Gegensatz zu leicht erkrankten Personen. Die beiden Serum-Zytokine sind demnach wichtige Marker für die Schwere des Krankheitsverlaufs (Huaxia, 2020). In einer US-Studie wiesen stark erhöhte Werte von Interleukin-6 und -8 sowie des Tumornekrosefaktors (TNF) zum Zeitpunkt der Krankenhausaufnahme auf einen schweren Krankheitsverlauf hin (del Valle *et al.*, 2020).

Ein Zytokinsturm ist eine gefährliche Überreaktion des Immunsystems, die schwerwiegend bis tödlich verlaufen kann. Hohe Konzentrationen entzündungsrelevanter Zytokine werden gebildet, die wiederum Immunzellen dazu anregen, weitere Zytokine zu bilden. Die daraus resultierende Immunreaktion beruhigt sich nicht automatisch wieder, sondern schießt über das Ziel hinaus. Das macht das Ganze so gefährlich.

Laut Frank van de Veerdonk trägt auch Bradykinin, ein Botenstoff mit Histamin-ähnlichen Wirkungen, der die Gefäße durchlässig macht, vermutlich stark zur besonderen, beatmungsresistenten COVID-19-Lungenentzündung bei (van de Veerdonk *et al.*, 2020). Etwa die Hälfte der beatmeten Patienten verstirbt trotz Beatmung. Veerdonk bestätigt damit eine neue vielversprechende Theorie:

Der zweitschnellste Supercomputer der Welt im Oak Ridge National Lab hat 2,5 Milliarden Gen-Kombinationen berechnet, um COVID-19 besser zu verstehen. Dafür brauchte er über eine Woche. Die Auswertung des Computers ergab eine neue Theorie über die Auswirkungen von COVID-19 auf den Körper: die Bradykinin-Hypothese. Für den

Studienleiter Jacobson kristallisierte sich die Bradykinin-Hypothese als großes AHA-Erlebnis heraus, um viele der COVID-19-Besonderheiten zu erklären (Garvin *et al.*, 2020). Der ACE2-Rezeptor, das Renin-Angiotensin-System (RAS) und sein Einfluss auf die Entwicklung eines Bradykinin-Sturms spielen eine zentrale Rolle für den Krankheitsverlauf. Dabei wirkt das Virus in der Zelle wie ein natürlicher ACE2-Hemmer, was z. B. den trockenen Husten und die Geschmacksstörungen erklärt – typische Nebenwirkungen von ACE-Hemmern. Jacobsons Team empfiehlt neben Medikamenten auch Vitamin D, da dieses unter anderem im RAS-System eine wichtige Rolle spiele.

In der Klinik wird Cortison in Form von Dexamethason zur Behandlung des Zytokinsturms eingesetzt. Dieses sehr starke Immunsuppressivum hat bei beatmeten Patienten mit COVID-19 die meisten Leben gerettet, wie eine Studie aus Oxford belegt (Horby *et al.*, 2020). Dies zeigt klar, dass die Menschen nicht am Virus versterben, sondern an der Überreaktion des eigenen Immunsystems. Durch die Blockade des eigenen Immunsystems kann das Überleben gesichert werden. Dabei ist entscheidend, zu welchem Zeitpunkt der Infektion (Virusvermehrung, Zytokinsturm), welche Behandlung eingesetzt wird. Immunsuppressives Cortison sollte nur im späten Krankheitsstadium verabreicht werden. Es blockiert auch die Bradykinin-Wirkung.

Vorbeugend sinnvoll sind Substanzen, die einerseits eine antivirale, antibakterielle Wirkung haben und andererseits immunmodulierend wirken, das heißt, sie stärken das geschwächte Immunsystem und verhindern gleichzeitig eine überschießende Entzündungsreaktion.

Damit kommen wir zu der wichtigsten Frage: Was kann jeder Einzelne von uns tun, um den Verlauf der Erkrankung abzumildern oder sich bereits im Vorhinein bestmöglich vor dem Virus zu schützen? Denn der angenehmste Infekt ist nach wie vor der, der gar nicht erst ausbricht.

Am 3. März 2020 veröffentlichte übrigens das Dr. Jacobs Institut die erste Pressemitteilung zum Thema COVID-19: „Wie kann ich selbst am besten vorbeugen? Ein gutes Immunsystem, Vitamin D, Polyphenole und ein gesunder Menschenverstand können vor Atemwegsinfekten schützen“.

Das zentrale Thema war die Rolle des Immunsystems und die tödliche Wirkung des Zytokinsturms. Als sinnvollste und preiswerteste Gegenmaßnahme schlugen wir Vitamin D vor. Was wir auf Basis umfangreicher Studien zu anderen Atemwegsinfektionen und der echten Grippe noch vermuteten, hat sich inzwischen in zahlreichen Studien zu COVID-19 bestätigt. Das Tragen von OP-Masken und gute Vitamin-D-Spiegel sind die wichtigsten Schutzmaßnahmen gegen die Pandemie und können so Lockdowns erübrigen.

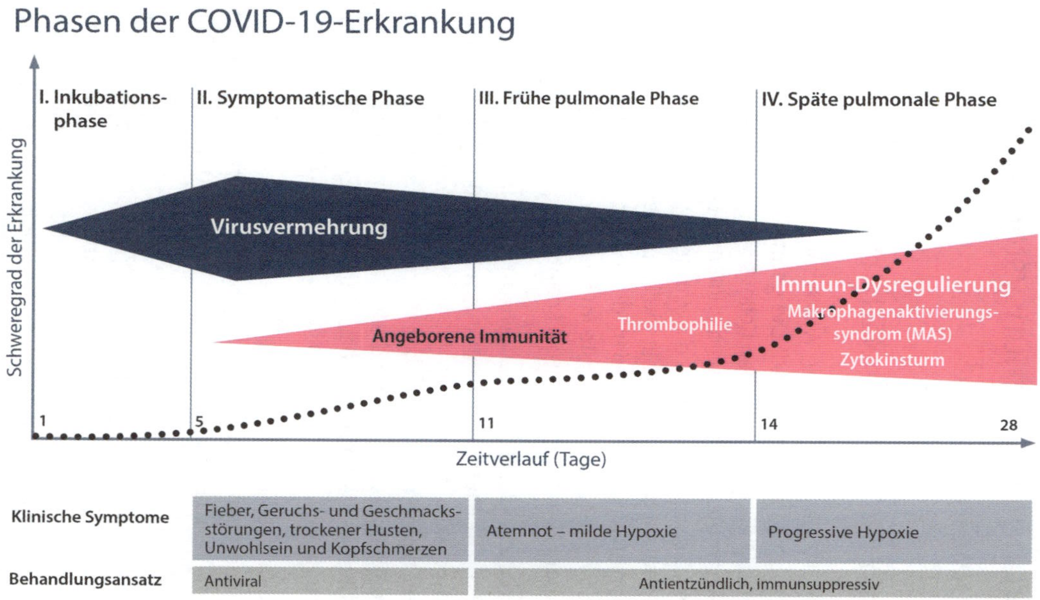

Abb.4: Verlauf von COVID-19

8. Stärkung von Immunsystem und Allgemeinzustand

8.1 Vitamin-D-Mangel schwächt das Immunsystem

Jeweils in den Monaten nach der Wintersonnenwende schlägt die Grippe am heftigsten zu. Der Grund: Die geringe Sonneneinstrahlung lässt die Vitamin-D-Blutspiegel in den Keller sinken. Auch der Ausbruch von COVID-19 erfolgte im Winter, als die Vitamin-D-Werte sehr niedrig waren. In der südlichen Hemisphäre, die zum selben Zeitpunkt das Ende des Sommers erreicht hatte, waren die tödlichen Verläufe relativ gering. Dafür fiel beispielsweise in Australien die zweite Infektionswelle im Winter deutlich höher aus als die erste im Sommer, was auf niedrigere Vitamin-D-Spiegel zurückzuführen sein könnte.

Vitamin D ist entscheidend für die Aktivierung der Immunabwehr. Die T-Lymphozyten (T-Zellen) des Immunsystems sind auf Vitamin D angewiesen, um aktiv zu werden. Ist nicht ausreichend Vitamin D vorhanden, so bleiben sie im Ruhezustand und können nicht auf schwere Infektionen reagieren und diese bekämpfen (von Essen *et al.*, 2010). Insbesondere die Funktionstüchtigkeit der CD-8 T-Zellen spielt eine ganz zentrale Rolle für den Krankheitsverlauf bei COVID-19.

Vitamin D ist derart immunregulierend und entzündungshemmend und daher wirkungsvoll gegenüber Krankheitserregern, dass man vom „antibiotischen Vitamin" spricht (Helfrich *et al.*, 2007; Raloff, 2006; Zasloff, 2006).

In einer dreijährigen klinischen Studie senkte die Einnahme von Vitamin D die Erkrankungshäufigkeit für Grippe und Erkältungen drastisch und hob sogar die saisonale Häufung von Infekten auf, das heißt, im Winter und Sommer kam es gleich selten zu Infekten (Aloia *et al.*, 2007). Vitamin D senkt zudem das Risiko einer bakteriellen Sekundär-Infektion. Das ist besonders bedeutend, da speziell bakterielle Lungenentzündungen häufig zu schwerwiegenden Komplikationen führen und für die meisten Todesfälle im Zusammenhang mit Influenza-Infektionen verantwortlich sind.

Aufgrund seiner antimikrobiellen, immunregulierenden und entzündungshemmenden Eigenschaften reduziert Vitamin D zudem das Risiko für akute Atemwegserkrankungen. Zu diesen zählen z. B. eine akute Bronchitis, eine Lungenentzündung und auch COVID-19.

Einer großen Meta-Analyse zufolge senkt die Nahrungsergänzung mit Vitamin D bei Personen mit niedrigem Vitamin-D-Ausgangsstatus das Risiko für akute Atemwegserkrankungen um bis zu 70 % (Martineau *et al.*, 2017). Diese bedeutende Meta-Analyse, auf deren Basis die WHO eine Vitamin-D-Supplementierung gegen Atemwegsinfekte empfiehlt, wurde im renommierten *British Medical Journal* veröffentlicht. Sie basiert auf 25 Doppel-Blind-Studien (höchster wissenschaftlicher Standard) zur Vitamin-D-Supplementierung mit über 11 000 Studienteilnehmern.

Wer hat hierzulande von dieser Studie gehört? Während wir täglich über mögliche Impfungen und (meist sehr teure) Medikamente informiert wurden, hörte man entweder nichts oder sogar Falsches in den Medien über Vitamin D. Vitamin D ist zu billig und nicht patentierbar, sodass ihm schlichtweg die Lobby fehlt.

Das Virus SARS-CoV-2 gelangt in die menschlichen Zellen, indem es an den Zellrezeptor ACE2 (Angiotensin-konvertierendes Enzym 2, s. o.) andockt. Denselben Weg nutzten auch die Viren der damaligen SARS-Pandemie (Zhou *et al.*, 2020b). Vitamin D steht eng mit dem Renin-Angiotensin-System in Verbindung. Ein langfristiger Vitamin-D-Mangel kann zur übermäßigen Aktivierung des Rezeptors ACE2 führen, so dass mehr Viren in den Körper gelangen können (Li, 2011). Eine verstärkte Aktivierung von ACE2 erhöht zudem den Blutdruck, was ein zusätzlicher Risikofaktor bei COVID-19 ist.

Klinische Studien: Je niedriger der Vitamin-D-Wert, desto schwerer der COVID-19-Verlauf

Zwei klinische Beobachtungsstudien zeigen, dass das Risiko für einen lebensbedrohlichen oder sogar tödlichen COVID-19-Verlauf bei Patienten mit niedrigen Vitamin-D-Werten deutlich höher liegt als bei guten Vitamin-D-Werten von über 75 nmol/l.

In einer Studie wurden 212 COVID-19-Patienten aus drei Krankenhäusern im Süden Asiens aufgrund des Schweregrades ihrer Erkrankung eingeteilt: mild, durchschnittlich, schwer und kritisch (Alipio, 2020). Anschließend wurden die Vitamin-D-Werte der Patienten bestimmt. Das Ergebnis: Je niedriger der Vitamin-D-Wert, desto schwerer waren die Verläufe (siehe Tab. 6).

Ein lebensbedrohlicher Verlauf war bei niedrigem Serum-Vitamin-D 23-mal häufiger als im Vergleich zu normalen Werten von über 75 nmol/l.

Bemerkenswert ist, dass ein normaler Vitamin-D-Spiegel mit > 75 nmol/l definiert war und bereits ein Wert von > 75 nmol/l das Risiko für einen schwerwiegenden Verlauf deutlich erhöhte. Vielfach werden auch von offizieller Seite niedrigere Serumwerte empfohlen. So liegt die Empfehlung der Deutsche Gesellschaft für Ernährung bei einem Mindestwert von lediglich 50 nmol/l 25-OH-Vitamin D, was in dieser Studie bereits als unzureichend galt.

Vitamin-D-Werte unter 75 nmol/l sind keine Seltenheit. In der deutschen Bevölkerung haben laut einer Untersuchung des Robert-Koch-Instituts mit knapp 7000 Personen ca. 88 % einen niedrigeren Vitamin-D-Status (Rabenberg *et al.*, 2015).

Tab. 6: Vitamin-D-Status von COVID-19-Patienten gesamt und nach Schweregrad der Erkrankung (Alipio, 2020)

	Gesamt (%)	Schweregrad der Erkrankung			
		Mild	Durch-schnittlich	Schwer	Kritisch
Anzahl Gesamt (%)	212 (100 %)	49 (23,1 %)	59 (27,8 %)	56 (26,4 %)	48 (22,6 %)
Serum-25(OH)D (nmol/l)	59,5	78 ± 2,7	68,5 ± 5,35	53 ± 2,8	42,75 ± 5,98
Vitamin-D-Status					
Normal (> 75 nmol/l bzw. > 30 ng/ml)	55 (25,9 %)	47 (85,5 %)	4 (7,3 %)	2 (3,6 %)	2 (3,6 %)
Insuffizient (50–75 nmol/l bzw. 20-30 ng/ml)	80 (37,7 %)	1 (1,3 %)	35 (43,8 %)	23 (28,8 %)	21 (26,3 %)
Defizient (< 50 nmol/l bzw. <20 ng/ml)	77 (36,3 %)	1 (1,4 %)	20 (26,0 %)	31 (40,3 %)	25 (32,5 %)

Das könnte auch die Ergebnisse einer britischen Studie erklären, die zwischen dem Vitamin-D-Status und dem Risiko einer COVID-19-Infektion nach Bereinigung von Störfaktoren (Confounder) keinen Zusammenhang fand (Hastie *et al.*, 2020). Personen mit Vitamin-D-Spiegeln von über 75 nmol/l sind in der Studie schlichtweg überhaupt nicht zu finden.

19-fach erhöhtes Sterberisiko bei Vitamin-D-Mangel

In einer großen Studie aus Indonesien wurde der Krankheitsverlauf sowie der Vitamin-D-Status von 780 SARS-CoV-2-Infizierten untersucht (Raharusuna *et al.*, 2020). Es ergab sich ein dramatisch erhöhtes Sterberisiko bei einem Vitamin-D-Mangel. 98,9 % der Patienten mit Vitamin-D-Mangel (< 50 nmol/l) und 87,8 % der Patienten mit Vitamin-D-Insuffizienz (75-50 nmol/l) verstarben an der Erkrankung COVID-19, jedoch nur 4,1 % der Patienten mit ausreichendem Vitamin-D-Spiegel (> 75 nmol/l). Auch Patienten mit Nebenerkrankungen profitierten von einer höheren Vitamin-D-Versorgung.

Das Risiko für einen tödlichen COVID-19-Verlauf war bei einem Vitamin-D-Mangel im Vergleich zu normalen Vitamin-D-Spiegeln um das 19-Fache erhöht. Ein häufiges Argument in diesem Zusammenhang ist, dass der Vitamin-D-Mangel eine Folge des hohen Lebensalters sei und die hohe Sterblichkeit deshalb ein Zufallsergebnis.

In der Studie wurden auch die zentralen Störfaktoren wie Alter, Vorerkrankungen und Geschlecht berücksichtigt. Nach Bereinigung dieser Störfaktoren ergab sich immer noch ein 10-mal höheres Sterberisiko für COVID-Patienten mit Vitamin-D-Mangel.

Auch in einer **Studie des Deutschen Krebsforschungszentrums**, der weltweit angesehensten deutschen wissenschaftlichen Institution, mit 9548 Personen zwischen 50-75 Jahren, wiesen Teilnehmer mit Vitamin-D-Insuffizienz (30-50 nmol/l) und Vitamin-D-Mangel (<30 nmol/l) eine stark erhöhte Sterblichkeit durch Atemwegserkrankungen auf. Bei Vitamin-D-Insuffizienz betrug die Sterblichkeit das 2,1-Fache, bei einem Mangel das 3,0-Fache. **Insgesamt konnten 41 % der Todesfälle durch Atemwegserkrankungen auf eine unzureichende Vitamin-D-Versorgung zurückgeführt werden** (Brenner *et al.*, 2020). Die Autoren kommen zu dem Schluss: "Vitamin-D-Insuffizienz und -Mangel sind weit verbreitet und für einen großen Anteil der Sterblichkeit durch Atemwegserkrankungen bei älteren Erwachsenen verantwortlich, was die Hypothese stützt, dass eine Vitamin-D3-Supplementierung hilfreich sein könnte, um die Belastung durch die COVID-19-Pandemie zu begrenzen."

Auch in einer aktuellen US-Studie mit 489 COVID-19-Patienten geht ein unbehandelter Vitamin-D-Mangel im letzten Jahr mit einem stark erhöhten Risiko für eine COVID-19-Erkrankung einher. Veröffentlicht wurde diese in JAMA, einer der bedeutendsten Fachzeitschriften (Meltzer *et al.*, 2020).

Hierbei ist zu beachten, dass die Referenzwerte für die Vitamin-D-Versorgung in der deutschen und amerikanischen Studie weniger streng waren als in den oben genannten asiatischen Studien. Dies könnte eine Erklärung dafür sein, dass der Einfluss der Vitamin-D-Versorgung etwas weniger stark zum Vorschein kam als in den beiden Studien aus Asien.

Nichtsdestotrotz sind die negativen Effekte von Vitamin-D-Mangel auf die Sterblichkeit auch in der deutschen Studie dramatisch. Es ist schockierend, dass noch keine offiziellen Empfehlungen zur Vitamin-D-Supplementierung in Deutschland ausgesprochen wurden. Das erinnert mich stark an die falsche Positionierung zum Tragen von Masken, die weltweit Hunderttausenden das Leben gekostet hat.

Vitamin D ist eine extrem preiswerte Maßnahme, die nachweislich auch die Gesamtsterblichkeit senkt – und das nach höchsten wissenschaftlichen Standards wie der Cochrane-Analyse: Die Cochrane-Metaanalyse aus über 56 randomisierten Studien mit insgesamt 95 286 Teilnehmern ergab, dass eine gute Vitamin-D-Versorgung die allgemeine Sterblichkeit bei älteren Menschen signifikant verringert, sowohl bei selbstständig Lebenden als auch bei Heimbewohnern (Bjelakovic *et al.*, 2014).

Die Kombination eines niedrigen Vitamin-D- und Vitamin-K-Status (25(OH)D < 50 nmol/L sowie dp-ucMGP ≥ 361 pmol/L) geht in einer anderen Studie aus den Niederlanden mit einer 46 % erhöhten Gesamtsterblichkeit einher (van Ballegooijen *et al.*, 2020). Die Synergie von Vitamin D und K wird später ausführlicher thematisiert.

Epidemiologische Studien: Je niedriger die Vitamin-D-Spiegel, desto höher die Sterblichkeitsrate

In einer Studie wurden die durchschnittlichen Vitamin-D-Spiegel in 20 europäischen Ländern in Relation mit der Erkrankungs- und Sterblichkeitsrate an COVID-19 gesetzt. Das Ergebnis zeigt eine negative Korrelation: Je schlechter die Vitamin-D-Versorgung innerhalb eines Landes, desto häufiger sind Erkrankungen und Todesfälle aufgrund von COVID-19 (Ilie *et al.*, 2020).

Ein Leitartikel der Zeitschrift *Alimentary Pharmacology & Therapeutics* thematisiert den Zusammenhang zwischen dem Breitengrad, auf dem man lebt, und der Sterblichkeit aufgrund der Erkrankung COVID-19. In Ländern, in denen die Hauptstadt unterhalb des 35. nördlichen Breitengrades liegt, verläuft die Erkrankung demnach deutlich milder als in nördlicheren Ländern. Auf dieser Grundlage sehen die Autoren einen Zusammenhang zum Vitamin-D-Spiegel, denn oberhalb dieses Breitengrades ist die Sonneneinstrahlung im Winter nicht ausreichend, um Vitamin D in der Haut zu bilden (Rhodes *et al.*, 2020). Zur Orientierung: Sizilien liegt auf dem 37. nördlichen Breitengrad, Deutschland zwischen dem 47. (südlichster Punkt) und dem 55. nördlichen Breitengrad (nördlichster Punkt).

Ein interessanter Aspekt dabei: In den nordischen Ländern ist die Sterblichkeit an COVID-19 relativ gering. In diesen Ländern ist jedoch die Nahrungsergänzung mit Vitamin D gängig und ein Vitamin-D-Mangel vergleichsweise selten. In Italien und Spanien – zwei stark betroffenen Ländern – ist ein Mangel an Vitamin D dagegen unerwartet häufig (Ilie *et al.*, 2020; Rhodes *et al.*, 2020).

Auch US-amerikanische Zahlen deuten auf einen Zusammenhang zwischen dem Vitamin-D-Spiegel und dem COVID-19-Krankheitsverlauf hin: Personen mit schwarzer Hautfarbe (34,7 Tote/100.000 Einwohner) sterben 2,6-mal häufiger an der Erkrankung als Personen mit weißer Hautfarbe (13,1 Tote/100 000 Einwohner) (APM, 2020). Zahlen aus dem Vereinigten Königreich zeichnen dasselbe Bild: Personen mit schwarzer

Hautfarbe weisen hier eine 4,3-mal höhere Sterblichkeit an COVID-19 auf als Personen mit weißer Hautfarbe (White und Nafilyan, 2020).

Passend dazu ergab eine Studie aus dem Jahr 2011, dass Personen mit dunkler Haut und Hispanos deutlich häufiger an einem Vitamin-D-Mangel (< 20 mg/ml) leiden. Während von allen Testpersonen 41,6 % einen Mangel hatten, waren bei den Personen mit dunkler Haut 69,2 % und bei den Hispanos 82,1 % betroffen (Forrest und Stuhldreher, 2011).

Je stärker die Pigmentierung der Haut, desto stärker muss die Sonneneinstrahlung sein, damit der Körper selbst Vitamin D bilden kann. Ein Großteil der USA liegt jedoch nördlich des 35. nördlichen Breitengrades und weist damit eine nur schwache Sonneneinstrahlung auf. Personen mit dunkler Hautfarbe haben daher häufiger einen Vitamin-D-Mangel als Personen mit heller Haut.

Vitamin D und COVID-19-Risikofaktoren

Verschiedene chronische Erkrankungen wie Bluthochdruck, Diabetes, Herz-Kreislauf-Erkrankungen und das Metabolische Syndrom stehen in Zusammenhang mit einer schlechten Vitamin-D-Versorgung. Sowohl diese Grunderkrankungen als auch der Vitamin-D-Mangel an sich erhöhen das Risiko für eine schwer verlaufende COVID-19-Erkrankung. Auch ein höheres Alter, das ebenfalls ein wichtiger Risikofaktor für den Verlauf von COVID-19 ist, geht meist mit einer schlechteren Vitamin-D-Versorgung einher (Biesalski, 2020).

Ein Vitamin-D-Mangel könnte daher ein wichtiger Indikator für den Schweregrad und die Sterblichkeit bei einer Infektion sein. Im Falle einer COVID-19-Erkrankung sollte man daher den Vitamin-D-Spiegel bestimmen lassen und bei Bedarf (der in den meisten Fällen besteht) Vitamin D ergänzend einnehmen, um den Wert zu normalisieren. Spätestens bei einer Krankenhauseinweisung ist dies extrem wichtig. Leider wird der Bedeutung des Vitamin-D-Status sowohl für das Infektionsrisiko als auch für den Krankheitsverlauf viel zu wenig Beachtung geschenkt (Biesalski, 2020).

Obwohl die enorme Bedeutung des ausgesprochen häufigen Vitamin-D-Mangels auf die Gesamtsterblichkeit bestens belegt ist, weigern sich viele Krankenkassen immer noch, den preiswerten Bluttest zu bezahlen. In der Schweiz ist das schon lange eine Selbstverständlichkeit, in Frankreich inzwischen auch.

In Deutschland gilt leider: Ohne Lobby, kein juristischer Druck und keine Krankenkassenleistung. Unser Gesundheitssystem wird meist nicht durch Sinnhaftigkeit und Wissenschaft gesteuert, sondern von Interessengruppen und deren Juristen. Dabei wäre Vitamin-D-Supplementierung eine überaus wirkungsvolle, extrem preiswerte und simple Präventionsmaßnahme.

Hohe Sterblichkeit in Alten- und Pflegeheimen

Vor allem ältere Menschen haben ein stark erhöhtes Risiko an einer Lungenentzündung zu erkranken, insbesondere bei einem stationären Krankenhausaufenthalt oder wenn sie in einem Altenheim wohnen. Ältere Menschen sind auch von COVID-19 überdurchschnittlich häufig betroffen – sie zählen daher auch zur Risikogruppe. Italienische Zahlen zeigen, dass sich im Durchschnitt Personen mit 62 Jahren mit dem Virus infizieren, das durchschnittliche Alter für tödliche Verläufe liegt jedoch bei 80 Jahren; 57 % der an COVID-19-Verstorbenen waren sogar älter als 80 Jahre. Das könnte u.a. damit zusammenhängen, dass mit steigendem Alter auch die Anzahl der Vorerkrankungen zunimmt. Fast 96 % der Italiener mit tödlichem Verlauf litten bereits an einer Vorerkrankung – davon 68 % an Bluthochdruck (Ebhardt und Bertacche, 2020).

Besonders stark ist die Gefährdung älterer Menschen, wenn diese in einem Alten- oder Pflegeheim untergebracht sind – hier ist die Sterblichkeit sehr hoch. In den USA sind 42 % aller COVID-19-Todesfälle auf Alten- und Pflegeheime, Einrichtungen für Betreutes Wohnen oder vergleichbare Langzeit-Pflegeeinrichtungen zurückzuführen (Girvan und Roy, 2020). Neben den in dieser Altersgruppe häufigen Vorerkrankungen, spielt auch in diesem Fall der Vitamin-D-Spiegel eine Rolle. Dieser ist bei Senioren in Heimen besonders niedrig (Schilling, 2012).

Vitamin-D-Mangel ist häufig beim Akuten Atemnot-syndrom

Das Akute Atemnotsyndrom (ARDS) ist eine massive Reaktion der Lunge auf schädigende Faktoren. Die Reaktion geht u.a. einher mit einer schweren Einschränkung der Sauerstoffversorgung. Die ARDS ist akut lebensbedrohlich und weist eine hohe Sterblichkeit auf.

Eine Studie, die im stark betroffenen chinesischen Wuhan an COVID-19-Patienten durchgeführt wurde, zeigt, dass 93 % der verstorbenen Patienten ein ARDS entwickelt hatten (Zhou *et al.*, 2020a). Das ARDS ist damit eines der Hauptkomplikationen von COVID-19. Unter anderem dieses Syndrom zwingt die schweren COVID-19-Fälle auf die Intensivstation.

Da das ARDS noch weitere Auslöser hat, konnte das Syndrom auch schon vor der aktuellen Pandemie genauer untersucht werden. Präklinische Studien und Beobachtungsdaten ergaben, dass sich das ARDS durch einen Vitamin-D-Mangel verschlimmert und durch Vitamin-D-Gabe verlangsamt werden kann (Quesada-Gomez *et al.*, 2020).

Einer Studie zufolge ist ein Vitamin-D-Mangel (< 50 nmol/l) bei ARDS-Patienten verbreitet. Wurde der Vitamin-D-Spiegel von ARDS-Risikopatienten vor einem riskanten Eingriff auf ein normales Level gebracht, so traten weniger alveolare Kapillarschäden (ARDS-Marker) auf (Dancer *et al.*, 2015).

In einer weiteren Studie wurden Patienten auf der Intensivstation untersucht, die an ein Beatmungsgerät angeschlossen waren. Zur Erklärung: Die Therapie des ARDS umfasst im Wesentlichen die Behandlung der Symptome mittels einer solchen Beatmung. Durch die Gabe von Vitamin D (5 x 50 000 I.E. bzw. 5 x 100 000 I.E.) konnten die

Patienten das Krankenhaus deutlich früher wieder verlassen (25 Tage für Patienten mit 5 x 50 000 I.E.; 18 Tage für Patienten mit 5 x 100 000 I.E.) als Patienten ohne Vitamin-D-Gabe (36 Tage) (Han *et al.*, 2016).

Nun wird es noch interessanter, denn es geht direkt um schwerstkranke COVID-19-Patienten: In der spanischen Studie mit 76 Patienten konnte die hochdosierte Gabe von Vitamin D (in Form von Calcidiol, 0,532 mg am Tag der Einlieferung, 0,266 mg an Tag 3 und 7 sowie darauffolgend wöchentlich) während des Krankenhausaufenthalts den Krankheitsverlauf sehr positiv beeinflussen. **Von 50 Patienten, die Vitamin D bekamen, musste nur 1 Patient auf der Intensivstation behandelt werden, von den 26 Patienten, die kein Vitamin D bekamen, dagegen die Hälfte: 13 mal mehr! In der Vitamin-D-Gruppe gab es keine Todesfälle, in der Kontrollgruppe verstarben zwei Patienten (Entrenas Castillo *et al.*, 2020).** Bei dem verwendeten Calcidiol handelt es sich um eine Vorstufe, die ähnlich wie Vitamin D3 im Körper noch in das aktive Hormon Calcitriol umgewandelt wird.

Vitamin D lindert den Zytokinsturm

Viel deutet darauf hin, dass Vitamin D das Infektionsrisiko mit SARS-CoV-2 reduziert und – bei einer Infektion – den Krankheitsverlauf von COVID-19 stark abmildert.

Zum einen haben SARS-CoV-2-positiv getestete Patienten deutlich niedrigere Vitamin-D-Spiegel im Blut (27,7 nmol/l) als negativ getestete (61,5 nmol/l) (D'Avolio *et al.*, 2020). Zum anderen kann Vitamin D die Entzündungsantwort auf Atemwegsviren regulieren und unterdrücken. Der Zytokinsturm, der in schweren Verläufen von COVID-19 bis hin zu einem Akuten Atemnotsyndrom (ARDS; *Acute Respiratory Distress Syndrome*) und folglich zum Tod führen kann, könnte durch ausreichende Vitamin-D-Spiegel verhindert werden (Rhodes *et al.*, 2020). Zellstudien zeigen, dass Vitamin D antientzündlich wirkt und u.a. das Zytokin Interleukin-6 reduziert und damit die Zytokin-Überreaktion abmildert (Calton *et al.*, 2015).

Das C-reaktive Protein (CRP) ist ein Marker für den Zytokinsturm. Je stärker sich dieser Sturm hochschaukelt, desto höher sind die CRP-Werte im Blut. Einer Studie zufolge hatten 81,5 % der Patienten mit einem schweren COVID-19-Verlauf hohe CRP-Werte, jedoch nur 56,5 % der Patienten mit einem milden Verlauf. Umgekehrt hatten Patienten mit hohem CRP ein größeres Risiko für einen schweren Verlauf als Patienten mit niedrigem CRP (23 % vs. 8 %). Höhere CRP-Werte sind außerdem mit einem Vitamin-D-Mangel assoziiert. Vitamin D könnte demnach dazu beitragen, Komplikationen aufgrund eines Zytokinsturms abzumildern (Daneshkhah *et al.*, 2020).

Als eine Art Frühwarnsystem für einen lebensbedrohlichen COVID-19-Verlauf könnten laut einer Studie aus Wuhan und Essen auch bestimmte Immunzellen dienen. Dabei handelt es sich um cytotoxische T-Zellen mit dem Oberflächenmarker CD-8, welche infizierte Körperzellen anhand von Antigenen erkennen und eliminieren. Sind die CD-8 Zellen in zu geringer Anzahl im Blutkreislauf vorhanden, besteht ein stark erhöhtes Risiko für ein schweren COVID-19-Verlauf (Liu *et al.*, 2020). Interessant dabei: Genau dieser Typ der Immunzellen hat die höchste Dichte an Vitamin-D-Rezeptoren (VDR) (Veldman *et al.*, 2000). VDR-abhängige Gene sind dabei u.a. wichtig für die Differenzierung und das Überleben der cytotoxischen T-Zellen (Sarkar *et al.*, 2016).

Zusammenfassung: Warum Vitamin D eine wichtige Rolle spielt

Vitamin D könnte als essentieller Modulator des Immunsystems präventiv das preiswerteste und bisher beste Mittel gegen schwere Krankheitsverläufe sein. Dafür gibt es viele Hinweise:

- Vitamin D hat eine wichtige Funktion im Immunsystem. Es wirkt immunregulierend, entzündungshemmend und antimikrobiell.
- Der Ausbruch von COVID-19 erfolgte im Winter, als die Vitamin-D-Werte am niedrigsten waren.

- Das Risiko für einen lebensbedrohlichen oder sogar tödlichen COVID-19-Verlauf ist bei Patienten mit niedrigen Vitamin-D-Werten 10-mal höher und zwar nach Eliminierung der Störfaktoren Alter, Vorerkrankungen, männliches Geschlecht.
- Chronische Erkrankungen, die mit schweren COVID-19-Verläufen assoziiert sind, stehen mit geringen Vitamin-D-Werten im Zusammenhang.
- Vitamin D mildert den gefährlichen Zytokinsturm ab.
- Ein Vitamin-D-Mangel trägt zum Akuten Atemnotsyndrom (ARDS; Acute Respiratory Distress Syndrome) bei (Grant et al., 2020). ARDS stellt eines der Hauptprobleme bei COVID-19 dar.
- Vitamin-D-Gaben haben starke klinische Verbesserungen in Studien bei ARDS und COVID-19 auf Intensivstationen bewirkt.

Vitamin-D-Mangel beheben und verhindern

Ein Mangel sowohl an Vitamin D als auch an anderen Vitaminen sollte dringend vermieden werden, auch weil sich deren Bedarf im Falle einer Infektion deutlich erhöht. Achten Sie daher auf einen ausreichenden Vitamin-D-Spiegel. Eine Vitamin-D3-Supplementierung könnte dazu beitragen, die Sterblichkeit durch Atemwegs- und andere Erkrankungen während und nach der COVID-19-Pandemie zu senken (Brenner *et al.*, 2020).

Bis dato belegen die Publikationen nur eine sehr starke Korrelation zwischen der Vitamin-D-Versorgung und COVID-19 und beweisen noch keine Kausalität. Dafür bedarf es zusätzlich randomisierter Interventionsstudien. Doch im Zuge der Corona-Pandemie empfiehlt die hoch angesehene französische *Académie nationale de Médecine* (2020) der Bevölkerung bereits jetzt Vitamin D. Im Mai 2020 hat die Akademie die Empfehlung abgegeben, den Vitamin-D-Status aller Senioren über 60 zu testen und ggf. Vitamin D zu supplementieren. In ihrer Pressemitteilung schreibt die Akademie, dass eine signifikante

Korrelation zwischen niedrigen Vitamin-D-Spiegeln und der Sterblichkeit durch COVID-19 gezeigt wurde. Daher empfiehlt sie auch Menschen unter 60, die sich mit SARS-CoV-2 infiziert haben, Vitamin D. Die WHO empfiehlt generell die Nahrungsergänzung mit Vitamin D zur Prävention von Atemwegsinfekten bei Erwachsenen und Kindern. Die *Endocrine Society*, die älteste und wichtigste internationale Organisation für Endokrinologie, empfiehlt 1500–2000 I.E. Vitamin D3 am Tag für Erwachsene jeden Alters mit hohem Risiko für einen Vitamin-D-Mangel (Holick *et al.*, 2011).

Logischerweise hilft Vitamin D nur dann wirklich viel, wenn es fehlt. Dies ist jedoch in Deutschland aufgrund der mangelnden Sonneneinstrahlung und Büroarbeit häufig der Fall. Die Mehrheit der westlichen Bevölkerung weist ein Vitamin-D-Defizit auf. Besonders wichtig ist es für Senioren und in Heimen. Dort ist der Mangel potenziell am tödlichsten und die Versorgung in Deutschland am schlechtesten.

Speziell für Personen höheren Alters hat die *American Geriatrics Society* daher eine Empfehlung herausgegeben. Um Vitamin-D-Serumwerte von ≥ 75 nmol/l (≥ 30 ng/ml) zu erzielen, sollten Personen ab 70 Jahren täglich 4000 I.E. Vitamin D supplementieren (*American Geriatrics Society Workgroup on Vitamin D Supplementation for Older Adults*, 2014). Die renommierte Ärztegesellschaft bezeichnet den **Vitamin-D-Blutwert von ≥ 75 nmol/L (30 ng/mL) übrigens als „physiologisch konservative Schätzung"** und argumentiert u.a., dass Menschen, die im Freien arbeiten, im Sommer regelmäßig doppelt so hohe Blutwerte haben.

Studien von Naturvölkern aus Ostafrika, deren Haut das ganze Jahr über mit Sonne bestrahlt wird (Luxwolda *et al.*, 2012; Luxwolda *et al.*, 2013), bestätigen die Empfehlungen von Vitamin-D-Experten: Vitamin-D-Werte im Bereich von 40–50 ng/ml (100–125 nmol/l) sind optimal, Werte zwischen 20–30 ng/ml zeigen einen moderaten Mangel an, ein ausgeprägter Mangel liegt bei Werten unter 20 ng/ml (50 nmol/l) vor.

Die Deutsche Gesellschaft für Ernährung (DGE) liegt sowohl mit ihrer Zufuhrempfehlung von 800 I.E. Vitamin D pro Tag – die Empfehlung lag

Jahrzehntelang sogar bei nur 200 I.E Vitamin D pro Tag – als auch mit ihrem empfohlenen Serumwert von mindestens 50 nmol/l deutlich zu niedrig und steht im klaren Gegensatz zu den aktuellen ärztlichen Empfehlungen in den USA für ältere Menschen.

Tab. 7: Einordnung der Vitamin-D-Serumwerte

Einordnung	Wert in ng/ml	Wert in nmol/l
Optimaler Wert	40-50 ng/ml	100–125 nmol/l
Gute Versorgung	30–40 ng/ml	75–100 nmol/l
Moderater Mangel	20–30 ng/ml	50–75 nmol/l
Ausgeprägter Mangel	< 20 ng/ml	< 50 nmol/l

Vitamin D wird im deutschen Winter meistens in einer Dosierung von 4000 I.E. benötigt. In Abhängigkeit vom Körpergewicht werden zur Prävention einer Virusinfektion der Atemwege für Senioren, Jugendliche und Erwachsene 40–60 I.E. Vitamin D pro kg Körpergewicht und Tag empfohlen. Für eine 70 kg schwere Person wären dies beispielsweise 2800–4200 I.E. (Gröber *et al.*, 2020). Studien belegen bessere Ergebnisse durch die tägliche Einnahme von Vitamin D als durch Bolus-Gaben (Aponte und Palacios, 2017; Bergman *et al.*, 2013).

In Öl gelöst kann der Körper das fettlösliche Vitamin besonders gut aufnehmen. Vitamin D3 ist dabei veganem D2 aus Hefe oder Pilzen deutlich überlegen. D3 wird normal aus Lanolin der Schafswolle hergestellt. Veganes D3 wird in China aus Flechten hergestellt und ist extrem teuer. Der Herstellungspreis von echtem veganen D3 läge nicht selten über dem Verkaufspreis dieser angeblich veganen Vitamin-D3-Produkte. Je teurer ein Rohstoff, desto mehr wird geschummelt.

Abzuraten ist von einer Überdosierung von Vitamin D3. Täglich mehr als 4000 I.E. Vitamin D3 sollten nur eingenommen werden, wenn ein Mangel bekannt ist. Zur Behebung eines bekannten Mangels sind

Dosierungen von täglich bis 10 000 I.E. Vitamin D3 für einen begrenzten Zeitraum durchaus sinnvoll. Als tägliche Dauerdosis jedoch kann es früher oder später zu ernsten Nebenwirkungen kommen. Die Menge macht das Gift – oder das Heilmittel.

Vitamin-D-Mangel geht nicht nur mit einem erhöhten Risiko für COVID-19 einher, sondern auch für viele andere (schwerwiegende) Erkrankungen (Holick, 2004). Eine weit verbreitete Nahrungsergänzung mit Vitamin D könnte daher nicht nur die Sterberate der Corona-Pandemie abschwächen, sondern auch das generelle Problem des Vitamin-D-Mangels in der Bevölkerung sowie die damit einhergehenden gesundheitlichen Risiken (Goddek, 2020).

Aufdosierung bei einem Vitamin-D-Mangel

Wenn ein Vitamin-D-Mangel festgestellt wurde, sollte der Serumwert zunächst aufdosiert werden. Dabei raten wir zu einer allmählichen Aufdosierung nach der Faustregel: **10 x 800 x 10**

Das bedeutet: Über **10** Wochen sollten täglich **10** Tropfen Vitamin D3 Öl à **800** I.E. (8000 I.E.) bzw. 8 Tropfen à 1000 I.E. eingenommen werden. Bei höherdosierten Ölen/Kapseln ist die Tagesmenge entsprechend anzupassen. Bei einer Corona-Infektion sollte die Aufdosierung noch schneller erfolgen (s. u.).

Beachten Sie, dass diese Formel als Mittelwert für normalgewichtige Personen gilt. Sie sollte für kleine Menschen und Schlanke nach unten bzw. für große Menschen und Übergewichtige nach oben angepasst werden. Auch Entzündungen erhöhen den Vitamin-D-Bedarf. Um Risiken einer hohen Vitamin-D-Dosierung zu vermeiden, sollte Vitamin D3 in diesem Fall mit Vitamin K2 kombiniert werden (s. u.). Am besten kontrollieren Sie nach 10 Wochen den Serumspiegel erneut. Auf zu hohe oder zu geringe Werte kann dann mit einer Anpassung der Erhaltungsdosis entsprechend reagiert werden.

Bei Risikofaktoren und einem schweren Verlauf von COVID-19 wird die Einnahme von Vitamin D hochdosiert empfohlen (peroral): Am

1. Tag eine Bolusgabe von 200 000 I.E. sowie in der 1. Woche täglich 20 000 I.E., in der 2. Woche täglich 10 000 I.E. und in der 3. Woche täglich 5000 I.E. (Gröber *et al.*, 2020).

Kleiner Exkurs: Wissenschaftlichkeit und Interessengruppen

In Deutschland werden immer noch angebliche Experten in Medien zitiert oder interviewt, die vor Überdosierungen warnen und Vitamin-D-Mangel als Begleitphänomen des Alters verharmlosen. Der Kenntnisstand dieser Experten in Bezug auf Vitamin D beruht entweder auf dem Wissenstand des letzten Jahrhunderts oder sie verbreiten bewusst irreführende Informationen. Ich habe in diesem Büchlein nur einen Bruchteil der Studienlage angeführt. Die Sache ist wissenschaftlich klar, wie jeder weiß, der sich ernsthaft mit dem Thema beschäftigt hat.

Wer also die Vielzahl von Studien zu Vitamin D und Atemwegsinfekten sowie jetzt zu COVID-19 prüft und diese extrem starke und positive Evidenz z. B. mit Remdesivir vergleicht, das als erstes und einziges Medikament in den USA und Europa zugelassen wurde, muss sich wirklich wundern, warum man täglich über Impfungen und patentierte, teure Medikamente hört, aber fast nichts Sinnvolles und Korrektes zu Vitamin D in den etablierten Medien berichtet wird.

Die Evidenz zu Remdesivir bei COVID-19 gründet sich vor allem auf die Ergebnisse des „Adaptive COVID-19 Treatment Trial" (ACTT-1). In der von den *US-National Institutes of Health* gesponserten Studie mit 1063 Teilnehmern, verkürzte Remdesivir die Erholungszeiten der Patienten im Vergleich zu Placebo signifikant von 15 auf 11 Tage. Die Mortalität wurde von 11,9 auf 7,1 % gesenkt. Der Unterschied war hier jedoch nicht signifikant. Diese geringe Evidenz reichte für die Zulassung und 12 Millionen Nennungen bei Google. Nichts gegen die Remdesivir-Zulassung, aber bitte gleiches Recht für alles Sinnvolle und Wirksame. Vor allem für Ansätze, die preiswert sind und bei korrekter Anwendung keine Nebenwirkungen haben – wie Vitamin D3.

Sinnvolle Kombination von Vitamin D3 mit Vitamin K2

Das Risiko einer Vitamin-D-Hypervitaminose wird häufig als Argument gegen die Supplementierung von Vitamin D genannt. Diese kann zu Nebenwirkungen wie Hypercalcämie, Gefäßverkalkung, Osteoporose und Nierensteinen führen. Dabei liegt die Ursache der Hypercalcämie eher in einem Mangel an Vitamin K, da bei hoher Vitamin-D-Aufnahme der Bedarf an Vitamin K steigt. Denn Vitamin D trägt zur Bildung von Proteinen bei, für deren Aktivierung Vitamin K notwendig ist (z. B. Osteocalcin). Um diese Proteine zu aktivieren, sollte der Vitamin-K-Status im Blut ausreichend sein. Es wird daher empfohlen, eine Nahrungsergänzung von Vitamin D mit Vitamin K zu kombinieren (Goddek, 2020). Vor allem bei hohen Vitamin-D-Gaben ist dies wichtig.

Die *US Geriatric Society* empfiehlt Personen ab 70 Jahren 4000 I.E. (100 µg) Vitamin D pro Tag (*American Geriatrics Society Workgroup on Vitamin D Supplementation for Older Adults*, 2014). Die Vitamin-K-Empfehlung des *Food and Nutrition Board* der USA für Erwachsene liegt bei etwa 100 µg Vitamin K pro Tag (Booth, 2012). Das empfohlene Verhältnis bei höheren Vitamin-D-Dosierungen beträgt damit in der Prävention etwa 1:1 (100 µg Vitamin D3 + 100 µg Vitamin K2). Bei besonderen Konstellationen (Osteoporose, Koronare Herzkrankheit) sollte die Zufuhr von Vitamin K2 als MK-7 verdoppelt werden.

Auch die zusätzliche Einnahme von Magnesium kann sinnvoll sein, da alle Enzyme, die Vitamin D verstoffwechseln, Magnesium zu benötigen scheinen (Uwitonze und Razzaque, 2018).

8.2 Vitamin K2 könnte COVID-19-Verlauf verbessern

Schwere COVID-19-Fälle leiden infolge des Zytokinsturms häufig unter Störungen der Blutgerinnung mit Bildung von Blutgerinnseln (Thrombusbildung). Virusinfektionen gehen häufiger mit Thrombusbildung einher – beim Coronavirus scheint dieser Effekt aber besonders stark zu sein. Während bei Schwerkranken ohne COVID-19 im Schnitt 1,3 % eine

Lungenembolie erleiden, sind es bei schwerkranken COVID-19-Patienten ganze 30 %. Die Gerinnsel sind neben der Lungenentzündung ein zentraler Grund für die Schädigung der Lunge und tödliches Multiorganversagen. Auch die zum Teil schnelle und starke Verschlechterung des Zustandes der Patienten kann durch die Gerinnselbildung erklärt werden. Das gerinnungshemmende Medikament Heparin sollte daher heute eins der Haupttherapeutika bei COVID-19-Erkrankten in Krankenhäusern sein.

Vitamin K aktiviert nicht nur gerinnungsfördernde, sondern auch gerinnungshemmende Faktoren in der Leber. Es wirkt somit regulierend auf die Gerinnungsfunktion. Daneben erfüllt Vitamin K weitere Funktionen, die über die Gerinnung hinausgehen.

Eine Studie nahm die häufig tödlich verlaufende Bildung von Blutgerinnseln bei COVID-19-Patienten zum Anlass, den Vitamin-K-Status dieser Patienten zu analysieren. Als Marker für den Vitamin-K-Status wurde uncarboxyliertes Matrix-Gla-Protein (uc-MGP) im Blut herangezogen. Vitamin K sorgt für die Carboxylierung von MGP – herrscht ein Mangel an Vitamin K, so gibt es ein Zuviel an uc-MGP (Dofferhoff *et al.*, 2020). Es zeigte sich, dass COVID-19-Patienten signifikant mehr uc-MGP im Blut hatten als Kontrollpersonen (durchschnittlich 1673 vs. 536 pmol/l). COVID-19-Patienten mit schweren Verläufen hatten zudem signifikant höhere uc-MGP-Werte als diejenigen mit leichten Verläufen (durchschnittlich 2087 vs. 1299 pmol/l). **Demnach wiesen COVID-19-Patienten einen stark reduzierten Vitamin-K-Status auf. Je schwerer der COVID-19-Verlauf, desto stärker war der Vitamin-K-Mangel (Dofferhoff *et al.*, 2020).** Ursächlich für den schweren Vitamin-K-Mangel bei COVID-19-Patienten ist auch ein erhöhter Vitamin-K-Verbrauch im Rahmen der Lungenentzündung, wodurch die Vitamin-K-Speicher entleert werden (Janssen *et al.*, 2020).

Laut einer weiteren Studie ist ein Vitamin-K-Mangel bei COVID-19-Patienten häufig und bei männlichen Patienten weiter verbreitet als bei weiblichen. Bei einem starken Vitamin-K-Mangel lässt sich eine Korrelation mit erhöhten Entzündungsmarkern (IL-6) erkennen. Dies deutet darauf hin, dass Vitamin K ein wichtiger und einfach behebbarer Risikofaktor für einen schweren Krankheitsverlauf von COVID-19 ist (Anastasi *et al.*, 2020).

Bei einem Vitamin-K-Mangel werden vorrangig gerinnungsfördernde Faktoren in der Leber produziert – auf Kosten anderer Vitamin-K-abhängiger Proteine (Janssen *et al.*, 2020). So kommt das endotheliale Protein S bei einem Vitamin-K-Mangel zu kurz. Das Vitamin-K-abhängige Protein S hemmt die Blutgerinnung und spielt bei der Prävention von lokalen Thrombosen eine Rolle. Bei Vitamin-K-Mangel ist die wichtige Funktion des Protein S bei COVID-19 beeinträchtigt, was die verstärkte Thrombusbildung mit erklärt (Janssen *et al.*, 2020). Protein S spielt eine bisher unterschätzte Schlüsselrolle in den positiven Wirkungen von Vitamin K. Es wirkt nicht nur gerinnungshemmend, sondern auch antientzündlich, indem es u. a. Prostaglandin E2 (PGE2), Cyclooxygenase-2 (COX-2) und Interleukin-6 senkt (Suleiman et al, 2013).

Ist zu wenig Vitamin K vorhanden, wird auch weniger calciumbindendes MGP aktiviert, so dass mehr freies Calcium vorhanden ist. Calcium ist ein zentraler Faktor bei der Blutgerinnung. Es liegt im Blut normalerweise zu 45 % an Eiweiß gebunden und zu 50 % in freier, ionisierter Form vor. Calcium-Ionen werden als Gerinnungsfaktor IV klassifiziert und aktivieren die anderen Faktoren II, VII, IX, X und XIII.

Freies Calcium ist der entscheidende Faktor im Start der Gerinnungskaskade. Ein Überschuss an freiem Calcium kann die Blutgerinnung übermäßig aktivieren, was zu den potentiell tödlichen Blutgerinnseln führt.

Erhöhte Blutgerinnung durch Atemnot und Zytokinsturm

Ein relativ konstanter Blut-pH-Wert ist lebenswichtig. Zur Sicherheit greift unser Körper daher gleich auf mehrere Puffersysteme zurück: den

Bikarbonat-, Phosphat-, Protein- und Hämoglobinpuffer. Der Bikarbonatpuffer ist das wichtigste Puffersystem im Körper, da hiermit entstehende Säuren über die Atmung in großem Umfang abgegeben werden können. Mit zunehmendem Alter nehmen die Kapazitäten des Bikarbonat- und des Hämoglobinpuffers immer mehr ab. Hinzu kommt, dass die Nieren – unser wichtigstes Ausscheidungsorgan für fixe Säuren – im Laufe unseres Lebens oft die Hälfte ihrer Leistungsfähigkeit einbüßen (Frassetto *et al.*, 1996).

Daher wird es mit zunehmendem Alter immer wichtiger, auf einen ausgeglichenen Säure-Basen-Haushalt zu achten. Dabei sind die basenbildenden Mineralstoffe Kalium, Magnesium und Calcium (als Citrate) besonders wichtig. Kaliumcitrat ist die wichtigste basenbildende Verbindung in Gemüse und Obst und ein wesentlicher Faktor, warum diese so gesund sind. Tierische und verarbeitete Lebensmittel sind reich an säurebildenden Verbindungen wie Kochsalz und Phosphat, deren gesundheitsschädliche Wirkung sehr gut belegt sind. In meinem Fachbuch werden zu dem Thema etwa 400 Studien angeführt (Jacob, 2013). Leicht verständlich sind diese Zusammenhänge auch im sehr empfehlenswerten Buch von Frau Simonsohn (2020) „Das basische Prinzip" nachzulesen.

Beim Akuten Atemnotsyndrom wird das Abatmen überschüssiger Säuren stark reduziert und saures Kohlendioxid reichert sich im Blut an. Zusammen mit den altersbedingt ohnehin bereits eingeschränkten Pufferfunktionen des Blutes führt dies unweigerlich zu einer Azidose, einer starken Übersäuerung des Blutes. Dabei steigt die Menge des freien Calciums stark an und fördert die Blutgerinnung (s. o.).

Das durch Vitamin K2 aktivierte Matrix-Gla-Protein (c-MGP) bindet überschüssiges Calcium (Schurgers *et al.*, 2010) und transportiert es aus den Blutgefäßen hin zu den Knochen. Liegt neben der Azidose ein Mangel an Vitamin K2 vor, so wird das überschüssige freie Calcium nicht fixiert, kann sich als Calciumphosphat ablagern oder die Blutgerinnung aktivieren. Ein Vitamin-K-Mangel verstärkt also die Blutgerinnung bei einer Azidose zusätzlich.

Auch der bei COVID-19 verbreitete Zytokinsturm ist ein wesentlicher Faktor bei der Bildung von Blutgerinnseln, da Zytokine ebenfalls die Blutgerinnung aktivieren.

Welches Vitamin K ist das beste?

Vitamin K gibt es in zwei unterschiedlichen Formen: Vitamin K1 (Phyllochinon) und Vitamin K2 (Menachinon). Vitamin K1 hat eine sehr kurze Halbwertszeit von 1,5 Stunden (Schurgers *et al.*, 2007). Vitamin K2 hat im Vergleich zu Vitamin K1 eine deutlich bessere Stabilität im Körper, insbesondere in Form des all-trans Menachinon-7 (all-trans MK-7). Mit einer Halbwertszeit von ca. 3 Tagen weist MK-7 eine deutlich bessere Beständigkeit auf, erreicht jeden Teil des Körpers und hat eine etwa 50-mal längere Wirkdauer als Vitamin K1 (Schurgers *et al.*, 2007). Daneben hat das langkettige Menachinon-7 eine außergewöhnlich hohe Bioverfügbarkeit und wird vom Körper optimal aufgenommen.

Doch auch von Vitamin K2 gibt es verschiedene Formen. Am wirkungsvollsten ist das Menachinon-7 (MK-7). Dieses gibt es wiederum in cis- und trans-Form. Dabei ist es wichtig, Vitamin K2 in all-trans-Form (all-trans MK-7) zu wählen, da die cis-Form nahezu wirkungslos ist.

Vitamin K2 in Nahrungsergänzungsmitteln

Vitamin K2 ist 50-mal länger im Blut als Vitamin K1 – aber leider auch über 50-mal teurer. Aus diesem Grund wird diesbezüglich viel getrickst. Ein Vitamin-K-Produkt, das verspricht „mit Vitamin K2", kann immer noch zum Großteil aus Vitamin K1 bestehen. K1 erfüllt zwar prinzipiell die gleichen Funktionen, müsste aber aufgrund der kurzen Halbwertszeit etwa alle zwei Stunden, auch nachts, eingenommen werden. Aus diesem Grund erfüllt zwar K1 seine Rolle in der Bildung von Gerinnungsfaktoren in der Leber, aber hat in Studien keinen messbaren positiven Einfluss auf das Gefäßsystem.

Vitamin K2 MK-7 ist in Kombination mit Calcium oder Magnesium normalerweise nicht stabil, da es durch die Mineralstoffe abgebaut wird. Produkte, die Vitamin K2 mit Mineralstoffen kombinieren, müssen das Vitamin K2 schützen, z. B. durch eine doppelte Mikroverkapselung. Zudem ist Vitamin K2 lichtempfindlich. Aus diesen Gründen enthalten viele Nahrungsergänzungsmittel mit Vitamin K2 nicht die ausgelobten Mengen oder einen hohen Anteil an biologisch inaktivem cis-MK-7.

Eine Studie des norwegischen Labors Synthetica AS ergab, dass von 233 untersuchten Mineralstoffprodukten mit Vitamin K2 in Form von MK-7 nur 16 % den auf dem Etikett angegebenen Vitamin-K2-Gehalt erreichten. Bei 109 Produkten ohne Mineralstoffe war dies bei 50 % der Fall. Bei den anderen 50 % der Produkte lag die K2-Menge oft stark unter der ausgelobten Menge.

In einer weiteren Untersuchung wurden 52 Produkte auf ihren Gehalt an cis- und trans-MK-7 getestet. Nur drei Produkte hatten einen Gehalt von trans-MK-7 über 50 % und nur eines über 80 %. Demnach enthalten viele Vitamin-K2-Produkte hauptsächlich biologisch inaktives cis-MK-7 und sind dementsprechend deutlich weniger wirksam als vom Verbraucher angenommen. Dies lässt sich dadurch erklären, dass manche Hersteller billiges Vitamin K2 aus China einsetzen oder aber Vitamin K2 hochwertiger Marken hiermit strecken.

Wichtiger Hinweis: Präventiv sind Dosierungen von etwa 100 µg Vitamin K2 ausreichend. Bei einer tatsächlichen COVID-19-Erkrankung sollte die Dosierung stark erhöht werden, da der Vitamin-K-Verbrauch ansteigt und die höheren Vitamin-K-Mengen für die Aktivierung von Protein S wichtig sind. Zwar gibt es noch keine wissenschaftlichen Daten dazu, aber da Vitamin K1 und K2 nicht toxisch sind und es daher keine Einnahmebegrenzungen gibt, sind bei einer Infektion Dosierungen von bis zu 500 µg sinnvoll. Bei K2 (MK-7) reicht die Gabe einmal am Tag, während K1 etwa alle zwei Stunden verabreicht werden müsste. Vitamin K ist fettlöslich und wird daher am besten in Öl gelöst aufgenommen.

Wichtiger Hinweis: Bei Einnahme von Cumarin-Gerinnungshemmern muss eine Einnahme mit dem Arzt abgesprochen werden! Vitamin K1 und K2 wirken deren Wirkung entgegen.

8.3 Polyphenole zur natürlichen Entzündungshemmung und Virenbekämpfung

Die übliche Eintrittspforte für Viren bei sauberen Luftverhältnissen sind die Schleimhautzellen von Mund und Nase. Unterkühlung ist der wichtigste Auslöser von Virusinfekten, weil die Schleimhäute angreifbar werden. Dort vermehren sich die Viren mit hoher Geschwindigkeit und die Folgen zeigen sich innerhalb weniger Tage – z. B. als grippaler Infekt, echte Grippe (Influenza) oder eben COVID-19. Der lymphatische Rachenring („Mandeln") dient als erste zentrale Abwehrbarriere gegenüber der Invasion von Viren und Bakterien aus der Mund- und Nasenhöhle. Hier gilt es anzusetzen.

Einen Schutz der Schleimhaut im Hals- und Rachen-Raum bieten z. B. antibakteriell, antiviral und antioxidativ wirksame **Polyphenole**. Polyphenole sind besondere Pflanzenstoffe, die beispielsweise im Granatapfel, der Holunderbeere, der Zistrose oder der Eberraute vorkommen. Granatapfel-Polyphenole verfügen über eine breite Wirkung gegen Krankheitserreger. Sie töten Grippeviren ab, hemmen ihre Vermehrung und unterstützen sogar die Wirkung von Grippemedikamenten wie Tamiflu® (Haidari *et al.*, 2009). Auch hemmen sie auf natürliche Weise das Entzündungsgeschehen und wirken so einem Zytokinsturm entgegen (Sohrab *et al.*, 2014). Holunderbeeren können bei Grippepatienten die Erkrankungsdauer verkürzen und die Symptome deutlich lindern (Zakay-Rones *et al.*, 1995; Zakay-Rones *et al.*, 2004). Zistrosen-Polyphenole wirken günstig bei der Reduktion von Erkältungssymptomen (Kalus *et al.*, 2009).

An der Universität in Köln wurde Eberrauten-Tee auf seine immunstimulierende Wirkung hin untersucht. Dafür verabreichte man

Eishockeyspielern der Kölner Haie den Tee und studierte das Immunsystem. Die „Teetrinker" unter den Spielern wiesen eine signifikante Steigerung der Immunabwehr auf (Randerath *et al.*, 1997). Vor allem die natürlichen Killerzellen, die zytotoxischen T-Lymphozyten und bestimmte Gewebsmakrophagen (Fresszellen) wurden erheblich in ihrer Aktivität gesteigert. Das sind exakt die drei Zelltypen, die eine Immunabwehr bei viral bedingten Krankheiten, zu denen auch COVID-19 gehört, ausmachen.

Weitere wirkungsvolle Pflanzen sind Echinacea, Hagebutte, Knoblauch, Curcuma, Ingwer, Kapuzinerkresse und Meerrettich sowie Oregano- und Nelkenöl. Propolis ist reich an Polyphenolen und anderen antiseptischen Wirkstoffen. Frischer Ingwer schützt die Epithelzellen der Atemwege davor, dass sich Viren anheften und eindringen können (Chang *et al.*, 2013). Frisch aufgebrühter Ingwertee befeuchtet zusätzlich die Schleimhäute. Echinacea wird häufig eingesetzt, um viralen Atemwegsinfektionen vorzubeugen und um diese zu behandeln. Die Pflanze bekämpft außerdem bakterielle Sekundär-Infektionen und unterdrückt die übermäßige Zytokin-Bildung (Vimalanathan *et al.*, 2017). Die Hagebutte wirkt immunmodulierend und reguliert u.a. die Interleukin-6-Bildung nach unten (Patel, 2012). Knoblauch reguliert die Zytokin-Freisetzung und stimuliert das Immunsystem über Makrophagen, Lymphozyten und NK-Zellen (Arreola *et al.*, 2015).

Auch sehr empfehlenswert ist das Verdampfen von antiviralen, antibakteriellen ätherischen Ölen wie z. B. Eucalyptus und Cajeput mittels Ultraschallverdampfer.

8.4 Vitamin C und A, Zink und Selen sind essentiell für das Immunsystem

Vitamin C und Quercetin

Neben Vitamin D nimmt auch **Vitamin C** positiven Einfluss auf die Zytokin-Produktion und unterdrückt u.a. die Bildung von Interleukin-6. Ein Mangel an Vitamin C beeinträchtigt das Immunsystem und macht damit anfälliger für Infektionen. Zugleich wirken sich Infektionen negativ auf den Vitamin-C-Spiegel im Blut aus, was einen ausreichenden Blutspiegel vor allem in Zeiten mit hohem Infektionspotential noch wichtiger macht (Carr und Magini, 2017). Aus einem chinesischen Infektionskrankenhaus wird berichtet, dass Vitamin-C-Infusionen (täglich 7,5–15 g, drei Tage in Folge) bei schwerem Verlauf von COVID-19 den Verlauf erfolgreich linderten. Eine klinische Studie wird nun dazu von der Regierung finanziert.

Gröber *et al.* (2020) empfehlen bei schwerem COVID-19-Verlauf eine hochdosierte Vitamin-C-Gabe: Wirkungsvoll ist die Einnahme von 1000–3000 mg Vitamin C über den Tag verteilt in Kombination mit Bioflavonoiden (Citrus, Hagebutte). Eine noch deutlich bessere Wirkung wird über das Blut erreicht: Intravenös werden in den ersten 10 Tagen 15-30 g pro Tag empfohlen, danach 2–4 mal 7,5–15 g pro Woche (nach Ausschluss von Kontraindikationen!).

Vitamin C wirkt synergistisch mit Zink und Quercetin. Quercetin hat antivirale (SARS-Coronavirus, Grippevirus) und antientzündliche Wirkungen. Es blockiert auch wirkungsvoll die Protease und das Spike-Protein des neuartigen Coronavirus, welches für seine hohe Infektiosität verantwortlich ist (Smith und Smith, 2020; Khaerunnisa *et al.* 2020). Die Bioverfügbarkeit von Quercetin ist im Phospholipid-Komplex um das 20–Fache verbessert.

Vitamin A gegen Atemwegsinfektionen

Vitamin A ist bekannt für seine Bedeutung für das Sehvermögen, das Vitamin spielt jedoch auch eine sehr wichtige Rolle bei viralen Erkrankungen. Ein Vitamin-A-Mangel zeigt sich zuallererst in den Schleimhäuten der Atemwege. Vitamin A steuert über die Regulation von Genaktivitäten Wachstum und Entwicklung von Schleimhautzellen des Respirations- und Magen-Darm-Trakts. Die Konsequenz eines Vitamin-A-Mangels ist eine höhere Infektanfälligkeit und durch sich wiederholende Infekte zudem ein höherer Vitamin-A-Verbrauch. Dies wiederum verstärkt einen bestehenden Mangel (Biesalski *et al.*, 2017). Zudem hat Vitamin A die Fähigkeit bereits geschulte Immunzellen aus dem Organismus in die Darmschleimhaut zurückzuholen (Cantorna *et al.*, 2019). Ebenso interessant: Die zwei Vitamine D und A sind voneinander abhängig, da die Rezeptoren des Vitamin-D-Hormons (VDR) und des Vitamin-A-Hormons (RXR) beim Ablesen eines Gens miteinander verschmelzen.

Mit einer Vitamin-A-Aufnahme unterhalb der Zufuhrempfehlungen muss laut BfR (2004) bei weit über 25 % der Bevölkerung gerechnet werden. Der Anteil könnte sogar noch höher liegen, da in den vorliegenden Erhebungen ein zu niedriger Konversionsfaktor (6:1 statt 36:1) für die Berechnung der Vitamin-A-Aktivität durch aufgenommenes beta-Carotin verwendet wurde. Bekannt ist auch ein Genpolymorphismus bei 40 % der weißen Bevölkerung in Europa, der dazu führt, dass die betroffenen Personen kaum beta-Carotin in Vitamin A umwandeln können (Gröber, 2019). Ein Vitamin-A-Mangel ist zwar weniger häufig als ein Vitamin-D-Mangel, harmloser ist er damit jedoch nicht. Gerade bei einer Virusinfektion der Atemwege ist die zusätzliche Aufnahme von Vitamin A sehr empfehlenswert, weil der Vitamin-A-Bedarf durch die Infektion stark ansteigt. Gröber und Kollegen (2020) empfehlen in der Prävention die Supplementierung von 30–50 internationalen Einheiten (IE) Retinol pro kg Körpergewicht und Tag.

Vitamin E

Vitamin E – am besten in Form natürlicher Tocopherole – wirkt zwar nicht antiviral, kann aber vor Folgeschäden einer Virusinfektion schützen. Denn diese lösen Entzündungen und damit starken oxidativen Stress aus. Das fettlösliche Vitamin E fängt die freien Radikale ab, weshalb im Fall einer Infektion der Vitamin-E-Bedarf erhöht ist. Dadurch kann es wichtige Organe, wie z. B. Lunge und Leber, vor Schäden schützen (Mileva und Galabov, 2018).

Darüber hinaus schützt Vitamin E vor Blutgerinnseln (Nationale Institute of Health, 2020). Insbesondere gamma-Tocopherol reduziert die Thrombozytenaggregation und verzögert die arterielle Thrombusbildung. Gamma-Tocopherol hat zudem einen positiven Einfluss auf die Bildung von bioaktivem NO (Stickstoffmonoxid) und erweitert so die Blutgefäße (Singh *et al.*, 2007). Der Körper benötigt Vitamin E auch zur Stärkung seines Immunsystems, damit es eindringende Bakterien und Viren abwehren kann.

Zink und Selen

Die beiden Spurenelemente **Zink und Selen** sind für das Immunsystem von großer Bedeutung. Zink verbessert die Reaktionslage des Immunsystems bei Erkältungen und Infektionserkrankungen – auch bei Kindern (Brown *et al.*, 2009, Ho *et al.*, 2001; Kahmann *et al.*, 2008).

Klinische Studien belegen die Wirksamkeit von Zinkpräparaten in der Prävention und Therapie virusbedingter Atemwegskrankheiten. Danach kann Zink die Dauer und Schwere von Erkältungen bei Kindern und Erwachsenen signifikant verringern.

Bei akuten Atemwegsinfektionen, wie z. B. Halsschmerzen, Schnupfen, ist es für die therapeutische Wirksamkeit wichtig, dass die Zink-Ionen direkten Kontakt mit der Virusoberfläche haben. Daher sind Lutschtabletten mit Zink (z. B. Zinkacetat, -gluconat) empfehlenswert (Gröber *et al.*, 2020).

Bei Selenmangel ist die Infektanfälligkeit höher, die Krankheitsverläufe sind gravierender (Arthur *et al.*, 2003; Nelson *et al.*, 2001). Eine Studie untersuchte 166 Serumproben von 33 COVID-19-Patienten. Die Patienten wiesen einen ausgeprägten Mangel an Selen auf. Der Selenstatus war signifikant höher bei Proben von Patienten, die die COVID-19-Erkrankung überlebt hatten im Vergleich zu denjenigen, die daran gestorben waren. Dies deutet darauf hin, dass Selen ein wichtiger Faktor in der Bekämpfung der Infektion ist (Moghaddam *et al.*, 2020).

Bei einer Infektion können Zink und Selen hoch dosiert werden, da auch der Verbrauch stark erhöht ist. So sind Dosierungen von 25 mg Zink oder 500 µg Selen täglich durchaus hilfreich. Sowohl bei Zink als auch bei Selen sollte eine dauerhafte Überdosierung aber vermieden werden.

8.5 Für eine gesunde Darmflora sorgen

Es ist inzwischen wissenschaftlich klar belegt, dass die Darmflora für unser Immunsystem eine zentrale Rolle spielt (Belkaid und Hand, 2014). Demnach hat die Darmflora auch einen weitreichenden Einfluss auf die Kontrolle der COVID-19-Erkrankung.

In einer Studie bekamen 28 hospitalisierte COVID-19-Patienten dreimal täglich ein Probiotikum mit Milchsäurebakterien (Laktobazillen) und Bifidobakterien. Dieses zielte auf die Dysbiose, die bei Patienten gefunden wurde, die an einer COVID-19-Infektion gestorben waren. Ihre Darmflora wies sowohl eine deutliche Reduktion von Bifidobakterien und Laktobazillen auf – die verbreitetsten gesundheitsförderlichen Bakterien im menschlichen Darm – als auch ein vermehrtes Auftreten von potentiell schädlichen Keimen.

Innerhalb von 72 Stunden zeigten fast alle Patienten eine Verbesserung ihrer Symptome (u. a. Durchfall). In der Kontrollgruppe, die kein Probiotikum bekam, war dies nur bei weniger als der Hälfte der 42 Patienten der Fall. Das Risiko für Atemstillstand war in der Gruppe mit

Probiotikum achtmal niedriger, ebenso waren der Anteil an Patienten, die auf die Intensivstation verlegt wurden, sowie die Sterblichkeit reduziert (d'Ettorre *et al.*, 2020).

Die positive Wirkung einer vollwertigen, pflanzenbetonten Ernährung auf das allgemeine Risiko für Infektionen wird auch erheblich über die Förderung einer gesunden Darmflora vermittelt. Eine Ernährung, die reich an Fleischerzeugnissen, Protein, Fett und Fertigprodukten ist, fördert hingegen eine pathogene Fäulnisflora im Darm.

8.6 Hoher Salzkonsum erhöht Anfälligkeit für bakterielle Sekundärinfektionen

Viel Salz (Natriumchlorid) in der Ernährung wirkt säurebildend. Das liegt an dem Chlorid in dieser Verbindung. Im Körper entsteht daraus Salzsäure – eine nicht-metabolisierbare, fixe Säure, die über die Nieren ausgeschieden werden muss. Ein Überschuss an fixen Säuren im Blut und eine ernährungsbedingte milde metabolische Azidose erhöhen den Cortisolspiegel im Blut (Maurer *et al.*, 2003; Vormann und Goedecke, 2006). Über diesen Mechanismus können überschüssige Säuren die Abwehrkräfte des Körpers gegen Bakterien schwächen.

Eine Studie zeigt diesen Zusammenhang eindrucksvoll: Der zusätzliche Verzehr von 6 g Salz am Tag bewirkte, dass die Neutrophilen Granulozyten (spezielle Immunzellen, die v.a. Bakterien eliminieren) nicht mehr so effektiv agierten wie zuvor. Durch das viele Salz wurden die Nieren zur Salzausscheidung angeregt. Als unerwünschter Nebeneffekt sammelten sich im Körper Glucocorticoide (z. B. Cortison) an. Die Glucocorticoide wiederum hemmten die Aktivität der Neutrophilen Granulozyten (Jobin *et al.*, 2020).

Eine regulierte Salzaufnahme kann daher das Risiko einer bakteriellen Sekundärinfektion zusätzlich zu einer SARS-CoV-2-Infektion reduzieren.

8.7 Empfehlungen für starke Abwehrkräfte

Abwehrkräfte mit den zentralen Nährstoffen unterstützen

Es versteht sich von selbst, dass das Immunsystem auf eine gute Versorgung mit zahlreichen Mikronährstoffen angewiesen ist. Gerade im Erkrankungsfall müssen viele Immunzellen und Antikörper neu gebildet werden. Dieser Vorgang verbraucht nicht nur Zellenergie, sondern auch viele Bausteine (z. B. Spurenelemente, Vitamine und Aminosäuren).

Bildlich dargestellt: Unser Körper ist vergleichbar mit einer großen, ständig aktiven Baustelle. Diese benötigt sowohl Material (z. B. Vitamine, Mineralstoffe, Aminosäuren) als auch Arbeiter (z. B. Enzyme). Werden die Materialien knapp, können die Arbeiter nicht weiterbauen. Herrscht bereits zum Baubeginn Materialmangel, wird das Gebäude bröckelig (häufige Infekte) und das Fundament ist bereits instabil (schlechter Allgemeinzustand). Deshalb sind unsere Zellen darauf angewiesen, stets möglichst alle Materialien in ausgewogener Menge zur Verfügung zu haben. Das gilt vor allem dann, wenn wir gegen eine Infektion ankämpfen müssen.

Im Ernstfall muss das Immunsystem schnell reagieren. Für die zügige Bildung von Immunzellen und notwendigen Botenstoffen braucht der Körper möglichst zeitgleich alle Nährstoffe, die als Bausteine benötigt werden. Fehlt nur ein wichtiger Baustein (das schwächste Glied in der Kette), funktioniert das Immunsystem nicht mehr effektiv. Gerade ältere Menschen weisen häufig Defizite bei gleich mehreren zentralen Bausteinen (Spurenelemente, Vitamine und Aminosäuren) auf.

Diese Bausteine sind spezifische Aminosäuren für das Immunsystem (wie Lysin, N-Acetylcystein, Taurin), Mikronährstoffe (Vitamine und Mineralstoffe) – am besten in Kombination mit antientzündlichen Pflanzenstoffen wie Curcumin und Omega-3-Fettsäuren. Diese leisten einen wichtigen Beitrag zur Regeneration der Darmzellen, Entzündungsabwehr sowie zur Bildung und zum Recycling von L-Glutathion, dem wichtigsten zellulären Antioxidans. Auch die Regeneration von einer COVID-19-Erkrankung wird durch eine optimale Vitalstoffversorgung stark beschleunigt.

Ausreichende Vitamin-D-Versorgung sicherstellen

Vitamin D stärkt das Immunsystem und kann wesentlich zu einem geringeren Infektionsrisiko sowie zu einem wesentlich milderen Krankheitsverlauf von COVID-19 beitragen. Aufgrund der Studienlage ist die Bestimmung des Vitamin-D-Serumwertes und bei einem Mangel eine Supplementation des Vitamins empfehlenswert. Zielwert im Blut sind 75–125 nmol/l. Vitamin D ist ein fettlösliches Vitamin und wird daher in Öl gelöst am besten aufgenommen. Die meisten Erwachsenen benötigen im Herbst und Winter hierzulande 2000–4000 I.E. am Tag, da sie zu dieser Jahreszeit im Sonnenlicht selbst kein Vitamin D herstellen können. Bei dunkler Haut oder Arbeit in Innenräumen ist aber auch im Sommer Vitamin-D-Mangel häufig. Zusätzlich ist die Kombination von Vitamin D vor allem mit Vitamin K2, aber auch mit Vitamin A und E sinnvoll, da sich der Bedarf dieser Vitamine bei einer Infektion stark erhöht.

Ausführlichere Informationen finden Sie im entsprechenden Kapitel.

Vollwertig pflanzenbetont essen

Das Immunsystem kann durch eine vollwertige Ernährung – mit viel Gemüse, Obst, Kräutern, Pilzen, Nüssen und Hülsenfrüchten – effektiv unterstützt werden. Empfehlenswert ist zudem die Reduktion von Salz und tierischem Protein, da dies einen ausgeglichenen Säure-Basen- und Mineralstoff-Haushalt fördert und den Bikarbonatpuffer im Blut stärkt. Diese Ernährung schützt nicht nur vor COVID-19, sondern auch vor zahlreichen anderen Erkrankungen wie Bluthochdruck, Diabetes mellitus, Krebs oder Demenz. Eine hilfreiche Grundlage für solch eine ausgewogene und gesundheitsförderliche Ernährung ist mein **Dr. Jacobs Ernährungsplan.** Dieser liefert mit einer pflanzenbasierten und vitalstoffreichen Lebensmittelauswahl die Basis zur Stoffwechseloptimierung. Das dazugehörige **Rezeptbuch „Simply Eat"** von meiner Frau Suzanne Jacob hilft dabei, diese Ernährungsweise im Alltag umzusetzen.

Blutdruck messen und normalisieren ist lebenswichtig

Bluthochdruck ist der wichtigste Risikofaktor für einen Tod durch COVID-19, doch das ist statistisch das kleinste Problem. Denn weltweit ist Bluthochdruck auch die Hauptursache für Schlaganfall, Herzinfarkt, schwere Behinderung und vorzeitigen Tod – noch vor dem Rauchen. Etwa die Hälfte aller Schlaganfälle und Erkrankungen der Herzkranzgefäße entstehen aufgrund von Bluthochdruck. Ein normaler Blutdruck ist die wohl wichtigste Grundlage für ein gesundes, langes Leben.

Kennen Sie Ihren Blutdruck?

Nur wer seinen Blutdruck kennt, kann bei erhöhten Werten rechtzeitig gegensteuern. Messen Sie Ihren Blutdruck regelmäßig zu Hause.

Tab. 8: Einordnung des Blutdrucks (nach: WHO, Deutsche Hochdruckliga e.V.)

Einteilung	**Oberer Wert** („systolischer Wert") gemessen in mmHg	**Unterer Wert** („diastolischer Wert") gemessen in mmHg
Optimal	unter 120	unter 80
Normal	unter 130	unter 85
Erhöht	130 bis 139	85 bis 89
Bluthochdruck	ab 140	ab 90

Behandlung von Bluthochdruck

Die Hauptursachen von Bluthochdruck sind Bewegungsmangel, ungesunde Ernährung, Übergewicht (vor allem erhöhtes Bauch- und Leberfett) und Stress. Daher lässt sich ein erhöhter Blutdruck durch eine gesunde Ernährung und Lebensweise normalerweise sehr gut beeinflussen. Vor allem bei Werten bis 139/89 mmHg ist eine Umstellung der Ernährungs- und Lebensweise sehr wirksam und die erste Empfehlung der Ärztegremien. Hier ist eine konsequente Ernährungsumstellung sogar wirkungsvoller als Medikamente.

Bei Bluthochdruck (ab 140/90 mmHg) sollte zusätzlich immer ein Arzt oder Heilpraktiker zu Rate gezogen werden. Auch wenn der Bluthochdruck normalerweise nicht mit Beschwerden verbunden ist, ist er als Erkrankung ernst zu nehmen. Wenn bereits ein kardiovaskuläres Ereignis vorlag sowie bei Personen ab 80 Jahren ist es wichtig, blutdrucksenkende Medikamente mit Bedacht einzusetzen. In diesen Fällen sollte der Blutdruck nicht zu niedrig eingestellt werden. Verordnete Medikamente dürfen nur in Absprache mit dem Arzt reduziert oder abgesetzt werden.

Die besten Lebensstil-Maßnahmen gegen Bluthochdruck und Metabolisches Syndrom

Gewicht, Bauchfett und Blutdruck reduzieren gelingt nur durch richtiges Essen und Training!

➢ **Gesunde Ernährung**

- Fokus auf vollwertige, pflanzliche Lebensmittel (Gemüse, Kräuter, Pilze, Obst, Nüsse), die reichlich basenbildendes Kalium, Magnesium und Calcium sowie wenig Salz liefern
- Pflanzliches Protein (Nüsse, Hülsenfrüchte): besonders reich an Kalium und Arginin, aus dem blutdrucksenkendes Stickstoffmonoxid (NO) gebildet wird
- Wissenschaftlich erprobte Ernährungsweise bei Bluthochdruck: DASH-Diät

- Morgens nach dem Aufstehen den Kreislauf mit 0,5 l Wasser auffüllen, die nachts verloren gehen
- Tipp: Dr. Jacobs Ernährungsplan + Rezeptbuch „Simply Eat“
- Ggf. Unterstützung durch kaliumreiche Citrat-Basenmittel und Granatapfel-Polyphenole

➢ **Kochsalzkonsum stark reduzieren** maximal 5 g Salz pro Tag
➢ **Alkoholgenuss reduzieren**
➢ **Nikotinverzicht**
➢ **Regelmäßige Bewegung und das richtige Training**
➢ **Stressreduktion**

- Entspannungs- und Erholungspausen im Alltag
- Magnesium und Melisse lindern Stresssymptome
- Adaptogene (Ashwagandha, Rhodiola, Reishi) helfen, mit Stress besser umzugehen

Praxistipps zur Salzreduktion:

- Reduzieren oder vermeiden Sie verarbeitete Lebensmittel und kochen/backen Sie selbst. Nur dann wissen Sie, was drin ist.
- Achten Sie auf den Salz-/Natriumgehalt in der Nährwerttabelle und Zutatenliste von Lebensmitteln.
- Würzen Sie Ihre Speisen mit frischen und getrockneten Kräutern. Vorsicht bei Würzmischungen, diese enthalten in vielen Fällen Salz.
- Verwenden Sie einen natriumreduzierten, kalium-angereicherten Salzersatz
- Bevorzugen Sie natriumarmes Mineralwasser.
- Kommen Sie regelmäßig ins Schwitzen! Körperliche Aktivität und Sauna fördern die Salzausscheidung über die Haut.
- Salzen Sie Ihre Mahlzeit nicht beim Kochen, sondern am Tisch. Sie brauchen viel weniger Salz für den gleichen Geschmack.

Sport als wichtiger Therapiebestandteil bei Bluthochdruck

Regelmäßige sportliche Aktivitäten senken auf Dauer den Blutdruck. Während des Trainings steigt er jedoch zunächst an: Vor allem beim Krafttraining kann es zu hohen Blutdruckspitzen kommen. Ein gut eingestellter Ruheblutdruck ist hier unbedingt notwendig. Auch bei normalem Ruheblutdruck kann es unter Belastung zu Bluthochdruck kommen. Es ist daher sinnvoll, den Blutdruck auch während des Trainings zu überprüfen. Besonders Menschen mit Bluthochdruck sollten neben dem Sport auch ihre Ernährungsweise ändern, um wirklich vom Sport dauerhaft zu profitieren.

Für erholsamen Schlaf sorgen

Neben einer vollwertigen Ernährung können Sie Ihr Immunsystem durch regelmäßige Bewegung und – ebenso zentral wie oft vernachlässigt – ausreichend guten Schlaf unterstützen. **Der Schlaf ist wohl die wichtigste Grundlage für ein schlagkräftiges Immunsystem.** Dabei ist zum einen das Schlafhormon Melatonin von Bedeutung, zum anderen aber vor allem die Absenkung des immunsuppressiven Stresshormons Cortisol. Melatonin wirkt übrigens auch leicht blutverdünnend, was bei COVID-19 eine sehr nützliche Nebenwirkung ist, da die meisten Todesfälle auf kleine Blutgerinnsel zurückzuführen sind. Auch hat Melatonin eine Wirkung gegen bakterielle und virale Infektionen, Sepsis und akutes Atemwegssyndrom (Srinivasan *et al.*, 2012).

„Schlafhygiene" ist wichtig. Mit diesen Tipps schläft es sich besser:

- Schlafen Sie bei frischer und kühler Luft. 18 °C bis max. 20 °C sind optimal.
- Schlafen Sie so dunkel wie möglich. Die höchste Menge an Melatonin wird in einem völlig abgedunkelten Raum in der Nacht produziert.

- Vermeiden Sie mind. 1 Stunde vor dem Schlafengehen künstliches Licht/Blaulicht aus Handy, Notebook und Tablet. Das Licht wirkt anregend und macht wach. Spezielle Blaulichtfilter können hier hilfreich sein.
- Essen Sie nach 18 Uhr besser nichts mehr. Der Körper ist sonst zu sehr mit der Verdauung belastet. Das nehmen wir im Schlaf unterbewusst wahr und schlafen unruhiger.
- Feste Zubettgeh- und Aufstehzeiten unterstützen einen ausgeglichenen Schlaf.
- Den Schlaf ggf. mit Magnesium, Melisse und Melatonin unterstützen.
- Beim Einschlafen und Tiefenentspanen hilft die CD „Simply Love" meiner Frau Suzanne Jacob

Halten Sie Ihre Schleimhäute warm!

Simpel, ganz wichtig, aber oft vernachlässigt: **Hals, Kopf und Füße müssen auch in der Übergangszeit zwischen den Jahreszeiten warmgehalten werden.** Eine Unterkühlung der Schleimhäute – da reicht schon ein Luftzug, wenn man verschwitzt ist oder feucht-kalte Luft – führt zu einer reduzierten Durchblutung der Schleimhäute und ermöglicht es Viren und Bakterien, in diese einzudringen. Unterkühlungen sind häufige Auslöser von Erkältungen. Dabei sind vor allem die Temperaturunterschiede entscheidend, wenn wir z. B. von 22 °C im Haus nach draußen gehen, wo es 0 bis 10 °C hat. Daher erkranken viele in der Übergangzeit bei Temperaturstürzen an einem Virusinfekt.

Ein Schal über Nase und Mund oder eine OP-Maske – am besten ein wenig mit antiviralen ätherischen Ölen beträufelt – schafft ein Mikroklima, in dem die Atemwege warm und feucht gehalten werden. Auch Wechselgüsse nach Pfarrer Kneipp, heiß-kalte Wechselduschen und Nasenbäder mit Salzwasser härten daher ab und stärken die Abwehrkräfte.

Kneipps fünf Säulen des Wohlergehens

Mit einem wohldurchdachten, naturheilkundlichen System heilte Pfarrer Sebastian Kneipp (1821–1897) damals schon die Krankheiten seiner Zeit, nachdem er damit selbst eine lebensbedrohliche Erkrankung überstanden hatte: eine schwere Tuberkulose, die zu Kneipps Zeit als unheilbar galt. Mit eiskalten Bädern in der Donau kurierte sich der damals 28-jährige Sebastian Kneipp selbst. Viele Menschen denken bei „Kneipp" erst einmal an Wasserkuren mit Güssen und Wassertreten. Doch das Gesundheitskonzept von Pfarrer Kneipp beinhaltet sehr viel mehr als das bloße Wassertreten. Insgesamt beruht es auf fünf Säulen:

- die Heilkraft des **Wassers**
- die positive Wirkung von **Bewegung**
- eine gesunde **Ernährung**
- die Heilkraft der **Kräuter**
- die **Ausgeglichenheit** der Seele (Ordnungstherapie)

Das Zusammenwirken der fünf Komponenten, verabreicht durch angepasste Reize, steigert die unspezifische Abwehr (Abhärtung) und stabilisiert das Hormonsystem sowie das vegetative Nervensystem. Durch gezielte Wasserreize soll unter anderem der Körper zu einer positiven, heilungsfördernden Gegenreaktion angeregt werden.

Da zur Bekämpfung der meisten viralen Erreger keine Medikamente zur Verfügung stehen, ist eine starke Körperabwehr wichtig, um Infektionen im Nasen- und Rachenraum zu verhindern. Das Positive an den Kneipp-Güssen ist deren durchblutungssteigernde Wirkung. Zuerst ziehen sich die Blutgefäße vom kalten Wasser zusammen, dann weiten sie sich stark – viel mehr Blut strömt hindurch. Je besser Nase, Rachen und Mundschleimhaut durchblutet sind, desto mehr Antikörper (sIgA) und Immunzellen werden dort gebildet.

Sehr empfehlenswert zur Stärkung des Immunsystems sind Kneipps warm-kalte Wechselduschen von Armen und Beinen.

9. Was tun bei einer COVID-19-Infektion?

Bei einer bestehenden COVID-19-Infektion muss unbedingt darauf geachtet werden, möglichst niemanden anzustecken. Auch wenn die Personen im eigenen Haushalt kein hohes Risiko für einen schweren Krankheitsverlauf haben, so können sie dennoch erkranken oder das Virus an Risikopersonen weitertragen.

Sinnvoll wäre es, vollständig isoliert zu leben, was praktisch kaum umsetzbar ist. Sofern die Symptome nicht im Krankenhaus behandelt werden müssen, ist es das Beste, sich zu Hause in Quarantäne auszukurieren. Dabei sollte man sich so weit wie möglich von Mitbewohnern und auch von Haustieren fernhalten. Wichtige Maßnahmen sind:

- Die kranke Person bleibt möglichst in einem „Krankenzimmer", das von anderen Personen nicht betreten wird, und nutzt falls möglich auch ein separates Badezimmer.
- Haushaltsgegenstände wie Geschirr und Besteck, Handtücher und Bettwäsche werden nicht geteilt.
- Gegenstände, die häufig angefasst werden, wie Telefon, Türklinke und Badarmaturen werden regelmäßig desinfiziert, im Krankenzimmer und -bad von der kranken Person selbst, im restlichen Haus von jemand anderem.
- Alle Räume, in denen sich die kranke Person aufhält, werden mehrmals täglich gründlich gelüftet.
- Alle Bewohner waschen sich oft die Hände.
- Personen mit Risikofaktoren sollten am besten woanders untergebracht werden. Falls dies nicht geht, sollten sie ständig eine KN95-Maske tragen. Personen, die nicht zur Risikogruppe gehören, sollten zumindest beim Aufenthalt im Zimmer des Infizierten eine KN95-Maske tragen.

- Wenn die kranke Person mit anderen Menschen im gleichen Raum sein muss, trägt sie eine OP-Maske, um die Mitmenschen zu schützen.
- Beim Husten oder Niesen werden Mund und Nase mit einem Einmaltaschentuch bedeckt, das nach der Nutzung in einem geschlossenen Mülleimer mit Mülltüte entsorgt wird. Anschließend werden sofort die Hände desinfiziert.
- Das Inhalieren von ätherischen Ölen wie Eukalyptus, Minze, Cajeput etc. ist ein Klassiker der Naturheilkunde: Es wirkt antiviral und verbessert stark die Durchblutung der Schleimhäute und damit das lokale Immunsystem.

Alle zuvor ausführlich beschriebenen Maßnahmen zur Optimierung des Immunsystems sollten bei einer Infektion ergriffen und die Vitamine D3, K2, A und E (Tocopherole) bei einem Mangel schnell aufdosiert werden.

Sollte Atemnot auftreten, ist es Zeit fürs Krankenhaus, da sich diese sehr schnell verschlechtern kann.

Frühestens nach drei fieberfreien Tagen, Verbesserung der Symptome und eine Woche nach den ersten Symptomen kann die Isolation gelockert werden. Die WHO empfiehlt sogar eine Selbst-Quarantäne von 14 Tagen für jeden, der Symptome hat oder mit jemandem mit Symptomen zusammenlebt (Greger, 2020).

10. Das Wichtigste: Besonnenes Handeln statt Angst!

Nach den Epidemien SARS (2002/2003) und MERS (2012) hat sich die durch das neuartige Coronavirus SARS-CoV-2 verursachte Erkrankung COVID-19 zur Pandemie entwickelt. Neuartig sind Coronaviren immer, weil sie sich ständig verändern. Neuartig für viele Menschen war in Europa auch die völlige Hilflosigkeit der Politiker, die zu Beginn der Pandemie keinerlei sinnvolle Vorsorge betrieben haben. Atemschutzmasken, Schutzanzüge und Beatmungsgeräte fehlten, obwohl es genug Zeit zur Vorbereitung gab. Europaweit hat die Politik versagt und mit Panik reagiert, während die Asiaten (China, Südkorea, Taiwan) die Epidemie in Rekordzeit weitgehend eindämmen konnten.

Ein Großteil der an COVID-19-Verstorbenen hatte eine oder mehrere Vorerkrankungen. Erst das Zusammenspiel von Erkrankungen wie Bluthochdruck und COVID-19 waren tödlich. Es zeigt sich in diesem Krisenszenario deutlich, wie wichtig eine gesunde Lebensweise ist. Insgesamt sind die größten Gesundheitsgefahren aber auch auf dem Höhepunkt der Pandemie nicht COVID-19, sondern Wohlstandserkrankungen, für die wir durch unsere schlechte Lebens- und Ernährungsweise zum Großteil selbst verantwortlich sind.

Obwohl die Erkrankungs- und Sterblichkeitszahlen für COVID-19 beängstigend sind, ist das Risiko durch einen Herzinfarkt, einen Schlaganfall oder eine Krebserkrankung zu sterben immer noch deutlich höher. Dazu kommt, dass Rauchen, Bluthochdruck und andere Vorerkrankungen die Sterblichkeit durch COVID-19 steigen lassen. Ganz klar wird wieder einmal, wie wichtig eine gesunde Lebensweise ist.

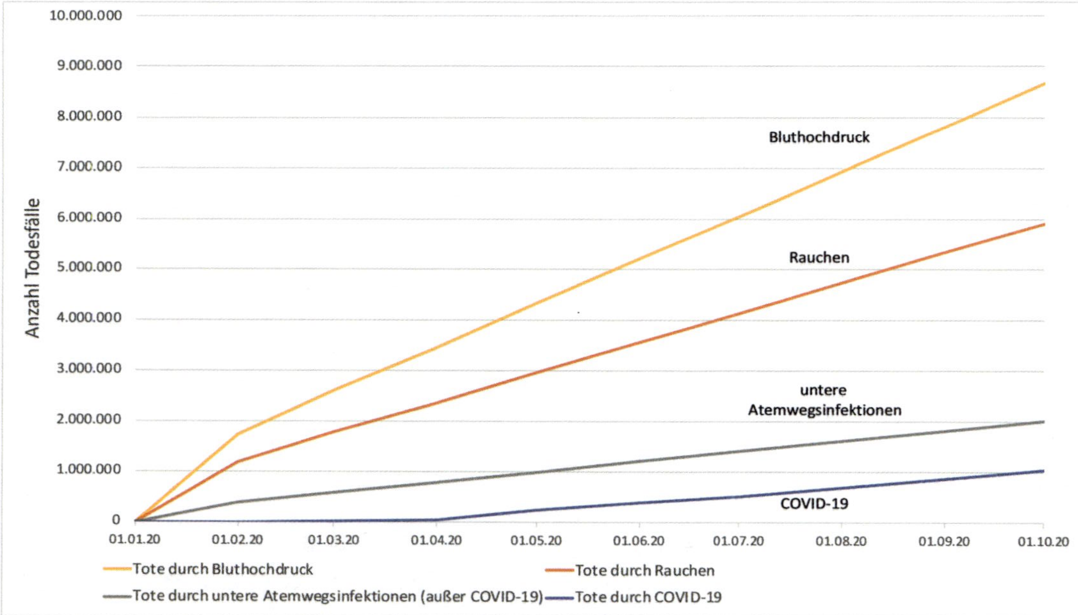

Abb. 5: Anzahl der Todesfälle von Januar bis September 2020 durch Bluthochdruck, Rauchen, untere Atemwegsinfektionen (außer COVID-19) und COVID-19 im Vergleich (WHO; Collaborators GBDRF, 2018; Worldometer, 2020)

Wie sich die Infektionszahlen weiterentwickeln, hängt stark von den Maßnahmen in den einzelnen Ländern ab. China, Taiwan und Südkorea haben gezeigt, dass durch die ergriffenen Maßnahmen die Epidemie höchst effektiv gebremst werden kann.

Etwas Stress und Angst sind an sich übrigens nichts Negatives, sondern für das Überleben wichtig. Man hat erforscht, dass die richtige Menge Stress die Leistung stark verbessert, während zu viel oder zu wenig Stress das Gegenteil bewirkt. Auch die Angst hat ihren Zweck. Zu viel Angst ist destruktiv und behindert das vernünftige Denken. Keine Angst vor einer realen Bedrohung ist aber kein Zeichen von Mut, sondern von Naivität. Die biologische Funktion von Angst ist es, uns vor Gefahren zu bewahren. Das ist auch der Grund, warum wir vor dem Überqueren der Straße erst nach links und rechts schauen. Wir müssen COVID-19 nicht fürchten, aber wir sollten die Erkrankung respektieren: Weder Panikmache noch Verharmlosung schützen Leben, sondern vernünftiges Handeln. Das kann übrigens auch Angst weitestgehend ersetzen.

Das Unvorbereitetsein der meisten Länder hat einen sehr hohen Preis – an Menschenleben, Leid und Geld. Die internationale Denkfabrik *The Global Preparedness Monitoring Board* (GPMB, 2020) berechnete 11 000 000 000 000 (11 Billiarden) US-Dollar. Hinzu kommen nach konservativer Schätzung der Weltbank weitere 10 Billiarden US-Dollar Folgekosten durch Einnahmeverluste. „Vorbeugen ist besser als Heilen" ist nicht nur ein Motto der Naturheilkunde, sondern des gesunden Menschenverstands. Eine Schlussfolgerung des Reports: "It would take 500 years to spend as much on preparedness as the world is currently losing due to COVID-19. The world cannot afford this cycle of panic and neglect." Kurz: Die Kosten von COVID-19 sind so hoch wie 500 Jahre Ausgaben für Prävention und Vorbereitung. Die Welt kann sich diesen Zyklus von Panik und Nachlässigkeit nicht leisten. Ich möchte hinzufügen: Die durch COVID-19 entstandenen Probleme sind winzig im Vergleich mit den Problemen, die wir durch den Klimawandel erschaffen. Das soll COVID-19 nicht verharmlosen, sondern die realistischen Proportionen aufzeigen.

10.1 Nur wenn wir unsere Lebensweise ändern, werden unsere Kinder ein gutes Leben haben

Nicht nur in Bezug auf neue Pandemien, sondern auch auf den Klimawandel ist eine starke Reduktion der Massentierhaltung für die Menschheit überlebenswichtig. So kommt die U.N. in ihrem Klimareport (Carus, 2010) zur Schlussfolgerung: „Eine weltweite Hinwendung zu einer veganen Ernährung ist lebenswichtig, um die Welt vor Hunger, Treibstoffmangel und den schlimmsten Auswirkungen des Klimawandels zu retten."

Darüber hinaus sind vor allem die tierischen Lebensmittel verantwortlich für einen Großteil unserer Wohlstandserkrankungen, die erst die Voraussetzungen geschaffen haben, dass so viele Menschen an COVID-19 verstarben. Die starke Reduktion des Konsums tierischer Lebensmittel ist der Schlüssel zum Überleben der Menschheit. Dies stellt übrigens nicht nur meine persönliche Ansicht dar, sondern auch die Schlussfolgerung einer Studie, die von 37 führenden Wissenschaftlern durchgeführt wurde und 2019 in *The Lancet* erschien (Willet *et al.*, 2019). Der Titel heißt „Food in the Anthropocene: the EAT-Lancet Commission on healthy diets from sustainable food systems." Es geht dabei um die Ernährung im Anthropozän, dem vom Menschen geprägten Zeitalter, und wie wir eine gesunde Ernährungsweise aus nachhaltigen Ernährungssystemen gewinnen können. Zu den Autoren des Werkes zählen Professor J. Rockstrom (Potsdam-Institut für Klimafolgenforschung) sowie führende Wissenschaftler der *University of Oxford*, der *University of London* und der WHO sowie Walter Willett. Willet ist Arzt und Harvard-Professor der Epidemiologie, der öffentlichen Gesundheit und der Medizin und mit über 1700 Veröffentlichungen der weltweit in diesem Bereich renommierteste und wichtigste Wissenschaftler.

Eine Zusammenfassung der Studie: Die derzeitigen Ernährungssysteme bedrohen sowohl unsere Umwelt als auch die Gesundheit der Menschen. Ein Großteil der Menschen konsumiert eine minderwertige Ernährung, die zu Mikronährstoff-Mängeln sowie zu Fettleibigkeit und Erkrankungen wie Koronare Herzkrankheit, Schlaganfall und Diabetes führt. Eine ungesunde Ernährung stellt ein höheres Gesundheitsrisiko dar als ungeschützter Geschlechtsverkehr, Alkohol, Drogen und Tabak zusammengenommen. Auf der anderen Seite haben über 800 Millionen Menschen auf der Erde zu wenig Essen. Für eine gesunde Ernährung der Weltbevölkerung muss die heutige Ernährung erheblich verändert werden.

Die Ernährung nimmt aber nicht nur Einfluss auf die Gesundheit, sondern auch in immensem Ausmaß auf die Umwelt. Die Lebensmittelproduktion und -verarbeitung ist einer der Hauptfaktoren für globale Umweltveränderungen wie Klimawandel, reduzierte Biodiversität, Wasserverbrauch, Störung der Stickstoff- und Phosphat-Kreisläufe und Veränderungen der Landnutzung. Die Landwirtschaft nimmt etwa 40 % der Landfläche ein; die Lebensmittelproduktion ist für bis zu 30 % der Treibhausgasemissionen und 70 % des Frischwasserverbrauchs verantwortlich.

Um sowohl Gesundheit als auch die Umwelt zu schützen, muss dringend eine globale Änderung der Ernährungssysteme erfolgen. Die Autoren der wohl wichtigsten Studie des letzten Jahrzehnts stellen eine Referenzernährung vor, die sowohl gesund als auch ökologisch nachhaltig ist – eine sogenannte „Win-win-Ernährung“. Sie besteht aus einer angemessenen Kalorienzufuhr, abwechslungsreichen pflanzlichen Lebensmitteln (reichlich Vollkorngetreide, Gemüse, Obst, Hülsenfrüchte und Nüsse), wenig tierischen Lebensmitteln (Milchprodukte, Fisch und Geflügel in Maßen sowie – wenn überhaupt – nur geringe Mengen an Eiern, rotem und verarbeitetem Fleisch), ungesättigtem statt gesättigtem Fett und nur wenig raffiniertem Getreide, hochverarbeiteten Lebensmitteln und zugesetztem Zucker.

(Diese Referenzernährung entspricht übrigens weitestgehend meinem Ernährungsplan (Jacob, 2013).)

Die vorgestellte Ernährungsweise könnte weltweit umgesetzt werden und gesunde Nahrung für 10 Milliarden Menschen (geschätzte Weltbevölkerung im Jahr 2050) liefern. Gleichzeitig könnten jährlich ca. 11 Millionen vorzeitige Todesfälle verhindert und Umweltschäden erheblich reduziert werden. Es wäre deutlich weniger Tierhaltung nötig und die Emission von klimaschädlichen Gasen könnte auf etwa die Hälfte reduziert werden.

10.2 Selbst Verantwortung übernehmen

Die meisten von uns haben die Eigenverantwortung für ihre Gesundheit an das Gesundheitssystem delegiert. In Deutschland wissen viele besser über Autos, Fußball und Sonderangebote Bescheid, als über eine gesunde Lebens- und Ernährungsweise. Eine praktische Schul- und Ausbildung auf diesem Gebiet fehlen nahezu vollständig. Wir vertrauen darauf, dass Gesundheit eine Selbstverständlichkeit ist. Wenn es ein Problem geben sollte, gehen wir zum Arzt, der das alles wieder reparieren soll. Der menschliche Körper ist aber kein Auto. In der gegenwärtigen Krise offenbart sich, wie „zuverlässig" unser Gesundheitssystem in Europa tatsächlich ist.

Die Medizin versagt bei chronischen Problemen oft chronisch und während der Corona-Pandemie sogar bei vielen akuten Problemen. Die schmerzliche Erkenntnis: Wir sind immer noch sterblich.

Darüber, dass man in China fast alle COVID-19-Patienten naturheilkundlich mit Traditioneller Chinesischer Medizin (TCM) behandelt hat, macht man sich in westlichen Zeitungen lustig. Diese sehen ihre Hauptaufklärungsarbeit in Sachen COVID-19 darin, den Menschen die Wichtigkeit des Händewaschens zu erläutern. Dabei hat die Naturheilkunde in Deutschland eine sehr lange Tradition und enormen Erfahrungsschatz darin, wie man Atemwegsinfekte effektiv behandelt und das Immunsystem stärkt. Daraus entstand die Kneipp-Bewegung. Zudem zeigen zigtausende neue wissenschaftliche Studien ebenfalls, welche Maßnahmen das Immunsystem stärken.

10.3 Gibt Dir das Leben eine Zitrone, mach Limonade daraus – unsere langfristige Chance!

Jedes verlorene Menschenleben ist tragisch. Doch jede Krise birgt auch für jeden von uns die langfristige Chance, seine Gesundheit in die eigene Hand zu nehmen:

- Wenn nur 100 Millionen der 1,1 Milliarden Raucher es schaffen würden, mit dem Rauchen aufzuhören, könnten sie nicht nur ihr Sterberisiko durch COVID-19 reduzieren. Auch ohne die Viruserkrankung könnten allein durch diese Maßnahme 800 000 Menschenleben gerettet werden – und das pro Jahr!
- Wenn Menschen ab 40 Jahren regelmäßig ihren Blutdruck messen und einen evtl. vorhandenen Bluthochdruck ernst nehmen würden, könnte das weitere hunderttausende Leben retten. Die in diesem Fall hilfreichen Maßnahmen klingen simpel, können aber für manchen im stressigen Berufsalltag eine Herausforderung sein: mehr Bewegung im Alltag und eine salzreduzierte, kaliumreiche und pflanzenbetonte Ernährung.
- Wenn wir im Alltag mehr auf unsere Umwelt achten würden, d. h. weniger (Plastik-) Müll produzieren, mehr mit dem Fahrrad fahren, weniger tierische Lebensmittel verzehren, dann könnten wir die Klimaziele vielleicht auch ohne den Shutdown durch COVID-19 erreichen. Unsere Kinder freuen sich über die Chance, auf einem gesunden Planeten zu leben.

Jeder von uns weiß, dass Rauchen der Gesundheit schadet, man am besten jeden Tag selbst möglichst frisch und pflanzlich kochen sollte und Bewegung an der frischen Luft gesund ist. Meist macht uns die Hektik des Alltags aber einen gehörigen Strich durch die Rechnung, sobald wir unsere guten Vorsätze in die Tat umsetzen wollen.

Nach der akuten Krise wird hoffentlich klar, welch hohes Gut unsere Gesundheit ist. Wir können sie nicht delegieren, sondern müssen selbst die Hauptverantwortung dafür übernehmen. Gesundheitsbildung und eigenverantwortliche Gesundheitspflege müssen zur obersten Priorität der Gesellschaft werden, denn unsere Gesundheit ist nicht nur die Basis für unser persönliches Wohlbefinden, sondern auch für unsere gesellschaftliche Leistungsfähigkeit.

Der Fokus muss daher auf den chronischen Problemen liegen, die auf Dauer Milliarden von Menschen das Leben kosten. Gemeinsam können wir dies schaffen.

10.4 Meine persönliche Bitte an Sie

Noch viel schlimmer als die Erkrankung selbst sind die Kollateralschäden von Lockdowns und Co. Hungersnöte auf der ganzen Welt werden in diesem Jahr deutlich mehr Menschen töten als die Atemwegserkrankung: Nach großen Fortschritten im Kampf gegen den Hunger leiden nun etwa 10 % der Weltbevölkerung wieder an Hunger. Geschätzt wird, dass durch die Corona-Maßnahmen weltweit TÄGLICH zusätzlich 12 000 Menschen verhungern, also deutlich mehr als bislang insgesamt in Deutschland an COVID-19 verstorben sind.

Pandemien von Hungersnöten, Malaria, HIV und Tuberkulose, die wegen Corona nicht mehr ausreichend behandelt werden, haben die Welt im Griff und zeigen, wie wichtig eine umsichtige, ganzheitliche Vorgehensweise ist (Durisin *et al.*, 2020).

Im April 2020 recherchierte ich intensiv, welche Länder am schlimmsten von den Lockdown-Maßnahmen geschädigt wurden. Mich beeindruckte die Organisation *Food for Life*. Mit weltweit 211 Projekten in 60 Ländern versorgt sie täglich bis zu 2 Millionen Menschen mit lebensnotwendigen Mahlzeiten und ist nicht nur die größte Organisation für vegane Nahrungsmittelhilfe, sondern auch die kosteneffektivste. Tausende von Freiwilligen haben mittlerweile Milliarden von kostenlosen Mahlzeiten verteilt. Mit dem Vorsitzenden entwickelten wir ein Hilfspaket für Nigeria, Bangladesch, Indien, Nepal, Brasilien, Ecuador, Peru und Venezuela, weil sie besonders hart und akut von extremer Armut und Hunger betroffen sind. COVID-19 hat uns in Deutschland das Leben schwer gemacht, aber in anderen Ländern vielen Menschen das Leben und die Existenz gekostet.

Es gibt eine deutsche, gemeinnützige Niederlassung „Food for Life Deutschland e. V.“. Ihre Spende ist steuerlich absetzbar. Informationen zu *Food for Life Global* finden Sie hier: **https://ffl.org/de/**

Bitte helfen auch Sie!

Quellenverzeichnis online: www.drjacobsweg.eu

In diesem Buch wurden etwa 150 Studien zitiert. Da Papier aber aus Bäumen gemacht wird, möchte ich die Seiten in der gedruckten Version auf das Nötigste begrenzen. Wenn Sie sich auf www.drjacobsweg.eu begeben, finden Sie dort das Quellenverzeichnis und können einen Rundbrief abonnieren, der Sie über wichtige aktuelle Studien und Erkenntnisse informiert – zu COVID-19 und darüber hinaus.

Dieses Buch wurde unter erheblichem Zeitdruck fertig gestellt. Daher werden Sie sicher den ein oder anderen Fehler finden. Für Korrekturen und Anregungen bin ich dankbar: info@drjacobsinstitut.de

Über den Autor und das Dr. Jacobs Institut

Das Dr. Jacob's Institut für komplementär-medizinische Forschung hat sich zum Ziel gesetzt, ganzheitliche Zusammenhänge in der Ernährungswissenschaft, Naturheilkunde und Erfahrungsheilkunde wissenschaftlich aufzuklären und wirkungsvolle Therapien zu verbessern.

Ärzte aus Leidenschaft in dritter Generation

Die Leidenschaft für ärztliches Handeln und Denken geht zurück auf Dr. med. Alois Jacob. Alois Jacob wurde während lebensgefährlicher Rettungseinsätze im 1. Weltkrieg mehrfach verwundet und u. a. mit dem höchsten bayerischen Militär-Sanitätsorden ausgezeichnet. Als Chefarzt des Krankenhauses von Tauberbischofsheim war er von 1919 bis 1938 chirurgisch tätig und als praktischer Arzt niedergelassen. Eine postoperative Lungenembolie kostete ihm das Leben, aber ersparte dem ranghohen Militärarzt die Teilnahme am 2. Weltkrieg. Wie er war auch seine Witwe Wilhelmine furchtlos und hatte tiefes Gottvertrauen. Konsequent erwiderte sie jedes „Heil Hitler" mit „Grüß Gott".

Seine Leidenschaft für die Medizin gab Alois Jacob an seine Kinder weiter: Der Älteste, Manfred Jacob, fiel als Sanitätsoffiziersanwärter mit nur 18 Jahren in Russland. Der Zweitälteste, Prof. Dr. med. Ruthard Jacob, leitete zwei Jahrzehnte den Lehrstuhl für Physiologie in Tübingen mit einem Schwerpunkt Kardioprotektion. Der Drittälteste, Dr. med. Karl Otto Jacob, arbeitete an der Universitätsklinik Würzburg und leitete ein Kneipp-Sanatorium, bevor er sich in Tauberbischofsheim als Internist und Arzt für Naturheilverfahren niederließ. Mit seiner Frau Uta, einer engagierten Ärztin und später Medizinaldirektorin, hatte er zwei Söhne: Helmut und Ludwig Jacob.

Geboren wurde Ludwig Jacob am 29.03.1971 in Würzburg und wuchs in Tauberbischofsheim und Bamberg auf. Im Säbelfechten gewann er vier bayerische Meisterschaften und wurde 3. Deutscher Meister (1985).

Am humanistischen Kaiser-Heinrich-Gymnasium machte Ludwig Jacob 1990 sein Abitur mit 1+ und erhielt das Bayerische Hochbegabtenstipendium. Seit 1999 ist er mit der schwedischen Musicalsängerin Suzanne glücklich verheiratet.

Nach „Lehr- und Wanderjahren" in aller Welt studierte er Medizin in Mainz, approbierte 2007 als Arzt und erhielt 2008 den Doktortitel der Medizin „magna cum laude". L. M. Jacob promovierte zum Thema „Prostatakrebs und Polyphenole, insbesondere Granatapfel-Polyphenole" bei Prof. Dr. med. K.-F. Klippel, ehemaliger Präsident der Gesellschaft für biologische Krebsabwehr.

Statt die väterliche Praxis zu übernehmen, widmete er sich der Forschung und Entwicklung und gründete das Dr. Jacobs Institut.

Mit über 1400 zitierten Studien und eigenen Erfahrungswerten verfasste Dr. Jacob den „Dr. Jacobs Weg des genussvollen Verzichts" (2013). Sein „Prostatakrebs-Kompass – Prävention und komplementäre Therapie mit der richtigen Ernährungs- und Lebensweise" mit etwa 1000 zitierten Studien erschien 2014. Er ist Autor zahlreicher Fachartikel zu seinen Forschungsschwerpunkten: Ernährung, Prostatakrebs, Metabolisches Syndrom, Säure-Basen- und Mineralstoff-Haushalt.

„Am wichtigsten für mich ist ein selbstbestimmtes, sinnvolles Wirken, das meinen Mitmenschen und unseren Mitgeschöpfen hilft. Dazu gehören für meine Frau und mich auch seit über 30 Jahren eine erst vegetarische, dann vegane Lebensweise und 70 Patenkinder in Indien."

Kontakt: info@drjacobsinstitut.de

Weitere Infos: www.drjacobsinstitut.de

www.drjacobsweg.de

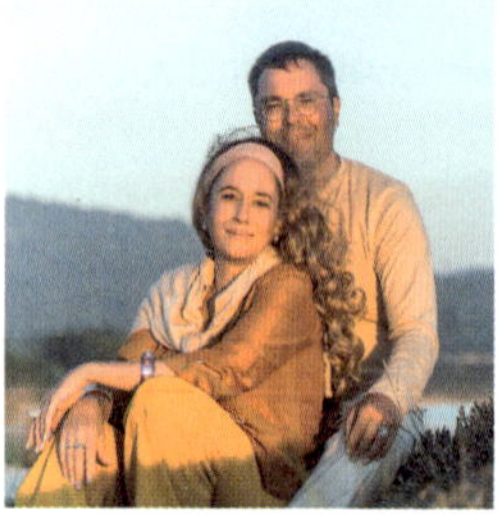